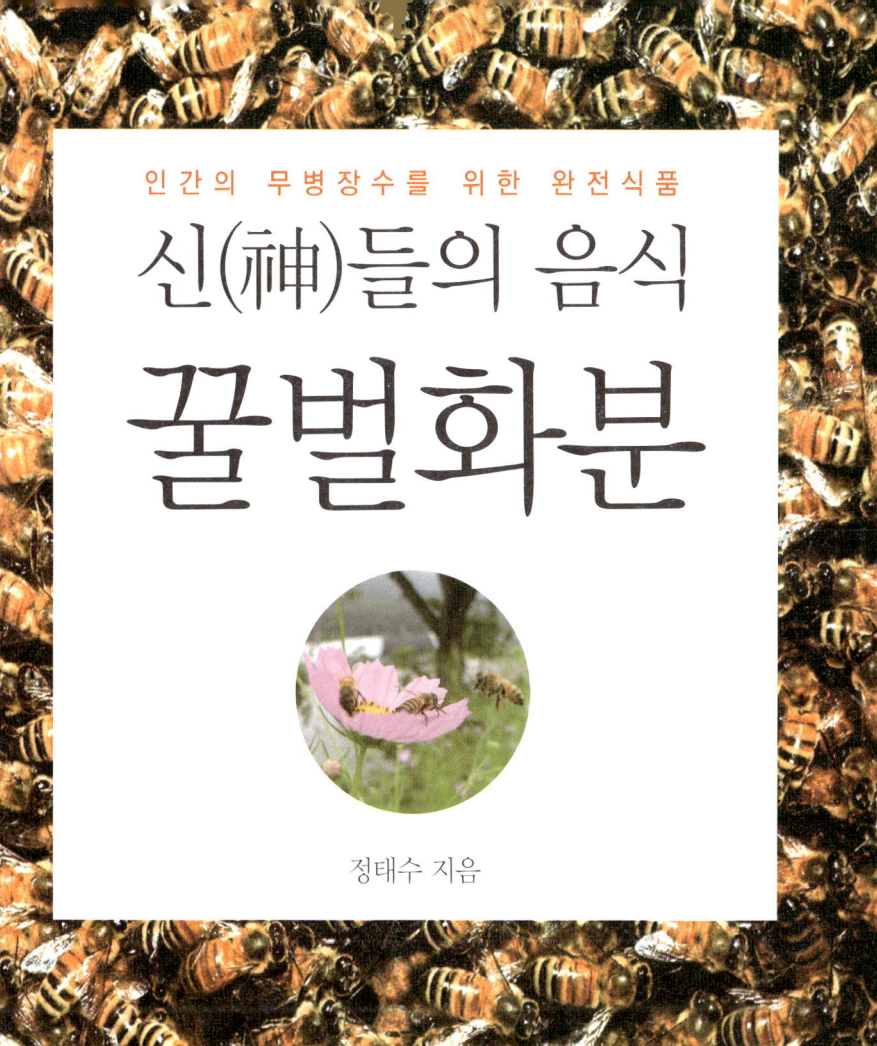

인간의 무병장수를 위한 완전식품

신(神)들의 음식
꿀벌화분

정태수 지음

필자는 지난 35년간 건강한 삶에 대해 연구해왔다. 1979년 미국에서 열린 국제양봉세미나에 한국대표단의 한 사람으로 참가해 화분에 대해 알게 된 이후, 필자는 화분의 효능에 대해 알리며 한평생을 살아왔다. 건강한 삶을 위해 화분이 무엇보다도 효과적이라는 것을 깊이 체득했기 때문이다. 화분은 약이라기보다는 청정한 자연식품이다. 밝은 태양, 깨끗하고 맑은 공기, 오뉴월의 뙤약볕 아래서 수십만 개의 화분을 모아 하나의 입자를 만드는 꿀벌의 성실함이 신비의 식품 화분을 탄생하게 한다.

건강신문사
kksm.co.kr

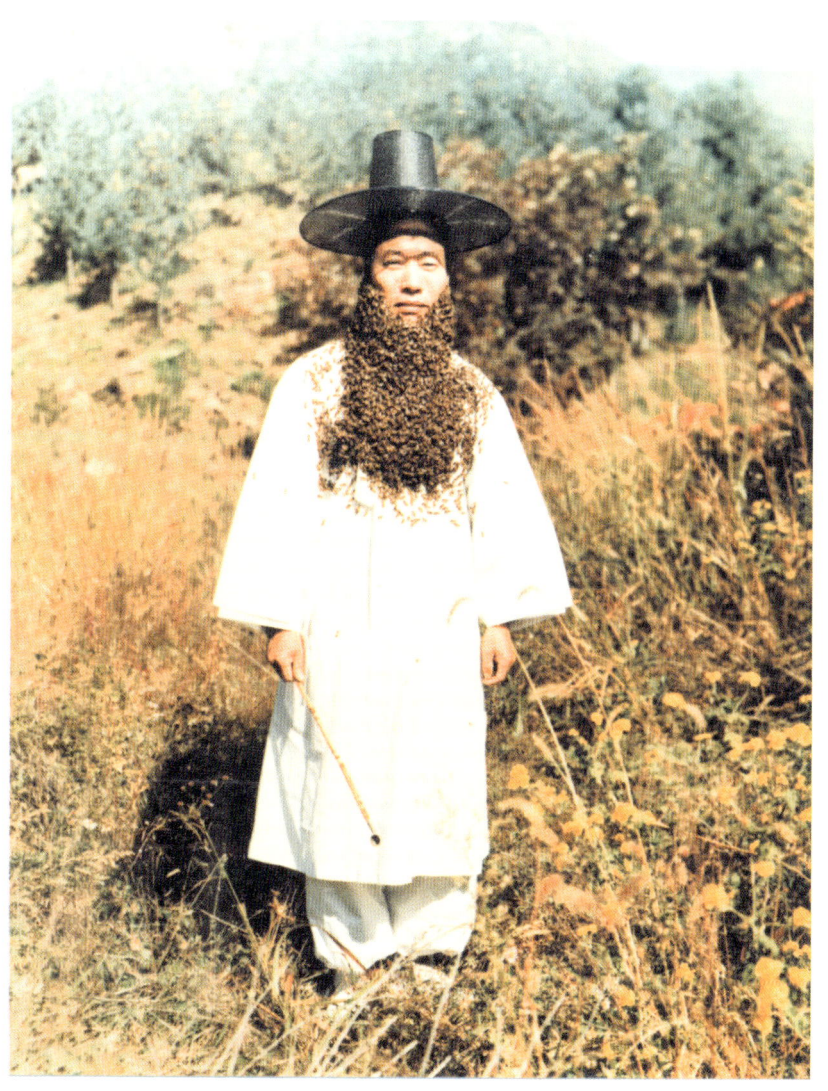

▲ 1980년대초 일본 TV-도쿄방송 '세계의 풍물' 프로그램 취재팀이 필자를 취재하기 위해 내한했던 당시의 한 장면. 경기도 양평에서 촬영. 일본 TV-도쿄방송에 약 30여분간 단독 방영됐었다.

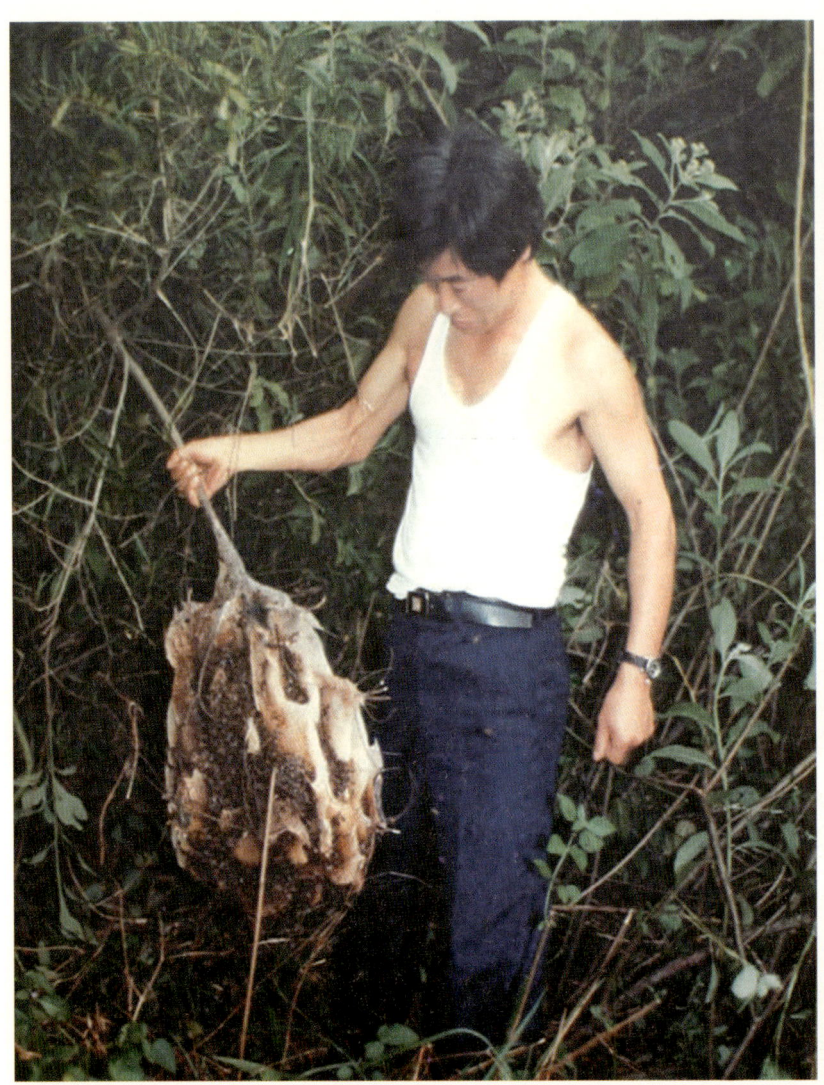

▲ 1980년대 초 하와이에서 개최된 미국양봉협회의 총회 및 학술대회에 한국대표로 참석하여 당시 하와이대학의 교수 초청으로 코나섬을 방문했을 때 필자가 야생커피나무에 서식하던 야생꿀벌집을 찾아낸 모습. 약 15kg의 자연산 야생꿀을 채취했는데 총회 및 학술대회에 참석했던 세계각국의 양봉전문가들도 희귀한 경우라며 놀라워했었다.

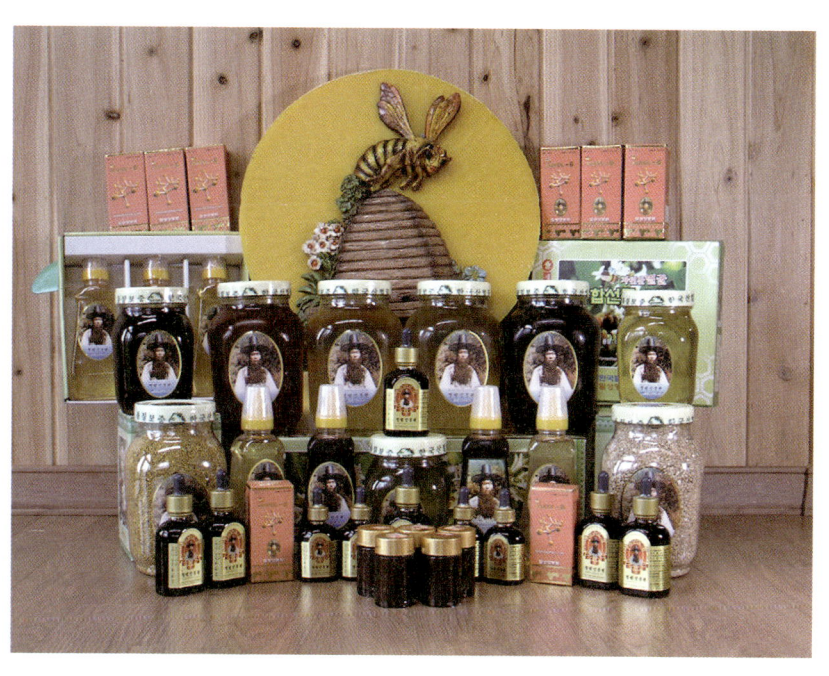

| 머리말

화분은 건강한 삶을 위한 청정한 자연식품

예로부터 인간의 가장 큰 소망은 불로장생不老長生이 아닐까. 누구보다도 큰 권력을 가진 진시황조차 불로초를 얻기 위해 애썼으니 불로장생은 모든 인류의 꿈인가 보다. 값비싼 건강식품을 사들이고, 헬스클럽에 등록하는 등, 사람들은 건강하게 살기 위해 노력한다.

그러나 현대인의 일상은 건강한 생활과는 거리가 멀다. 온갖 스트레스와 운동부족, 영양 과잉, 혹은 영양 부족으로 각종 현대병과 당뇨, 암 등 생활습관병에 시달린다. 무한경쟁과 승자독식을 강요하는 사회구조는 사람들의 마음마저 아프게 한다. 지난 한해 우리나라를 휩쓴 힐링이라는 키워드 역시 다친 마음을 보듬고 싶은 사람들의 바람에서 시작되지 않았을까.

필자는 지난 35년간 건강한 삶에 대해 연구해왔다. 1979년 미국에서 열린 국제양봉세미나에 한국대표단의 한 사람으로 참가해 화분에 대해 알게 된 이후, 필자는 화분의 효능에 대해 알리며 한평생을 살아왔다. 건강한 삶을 위해 화분이 무엇보다도 효과적이라는 것을 깊이 체득했기 때문이다.

화분은 약이라기보다는 청정한 자연식품이다. 밝은 태양, 깨끗하고 맑은 공기, 오뉴월의 뙤약볕 아래서 수십만 개의 화분을 모아 하나의 입자를 만드는 꿀벌의 성실함이 신비의 식품 화분을 탄생하게 한다.

이 책은 필자가 1982년 발간한 『신비의 화분』을 시대에 맞도록 고쳐 쓴 것이다. 초판의 내용을 토대로 최근의 연구논문과 의학정보를 반영하여 독자들에게 도움이 되도록 애썼다. 그러니 추천사는 초판의 내용을 그대로 재수록했다.

이번 책도 필자의 졸저 『프로폴리스와 건강』 『프로폴리스 무엇이든지 물어보세요』 『프로폴리스 복용법과 명현반응』을 출간

한 건강신문사의 도움을 많이 받았다. 지면을 통해 다시한번 감사의 인사를 전한다.

아무쪼록 이 책을 통해 독자들이 화분의 효능과 신비에 대해 알게 되고, 더 건강하게 살아가기를 바란다.

2013년 8월 22일
밀성 양봉원에서
정태수

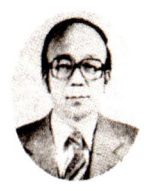

| 추천사 1
새로운 건강식품으로 각광받는 화분

체력이 떨어진 사람이나 빈혈, 변비로 고생하던 사람이 화분을 먹고 건강을 회복한 경우가 많다. 그것은 화분 속에 있는 당, 아미노산, 비타민, 효소 등의 특수작용 때문이다. 특히 놀라운 것은 암과 궤양의 진행을 막는 효과를 인정한 실험 보고이다.

이런 사실들이 화분으로 하여금 새로운 건강식으로 각광을 받게 하고 있는 것이다. 화분은 완전한 영양물이며 오랫동안 먹어도 부작용이 없고, 자극제로서도 작용을 하는 특징을 가지고 있다.

지금까지 방치했던 자원을 활용함으로써 건강 유지를 할 수 있으니 일석이조가 아닐 수 없다.

유태종 (前)고려대학교교수, 농학박사

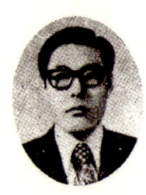

| 추천사 2

왜 진작 화분을 알지 못했을까?

본인이 이 책의 저자를 알게 된 것은 소년시절부터이다. 그가 양봉에 뜻을 두고 투신하려 할 때 만류도 했었으나, 그의 집념이 웬만한 권고로는 돌이켜질 것 같지 않아 체념한 채 10여 년을 지내왔다. 그런데 뜻밖에도 추천사를 써달라는 말을 듣고 반신반의하면서도 내용을 검토해보았다. 한 장 한 장 읽어 내려가던 중 나는 그에 대한 인식을 새로이 했다.

왜 진작 화분을 알지 못했을까? 화분이 인체에 미치는 영향은 결코 새로운 것은 아니지만 이 책의 저자를 통해서 새롭게 우리나라에 소개된 것은 참으로 다행한 일이 아닐 수 없다.

그의 주장대로 화분은 우리 몸을 새롭게 하고 생활과 생각을 새롭게 하여 그날 그날의 삶을 의욕적으로 이끌어 주리라 믿는 바, 우리 모두 그의 주장에 귀를 기울여 보자.

곽진영, 의학박사 (前) 한양대 병원장

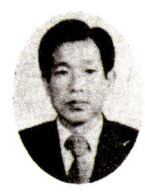

| 추천사 3

화분은 인류가 바라던 완전한 영양물

　우리나라에 화분이 알려진 것은 불과 4~5년 전의 일이다. 그러나 저자가 국제양봉협회에 다녀온 후 화분의 놀라운 효능과 화분이 지닌 영양가 등이 사람들에게 널리 알려졌다.

　특히 화분이 지닌 효능은 오래 전부터 인류가 바라던 것이다. 흙에 묻혀 햇빛을 보지 못하던 화분이 이제 우리의 건강을 위해 그 모습을 드러낸 것이다.

　분명히 화분은 풍성하게 지닌 양질의 단백질, 각종 비타민, 미네랄, 그리고 봉산물에서 얻을 수 없있던 효능까지 함유한 완전한 영양물이다. 따라서 그 성분이 식생활에서 빚어진 불균형을 바로잡아줄 것을 믿어 의심치 않는다.

　화분을 먹는 모든 사람의 체질이 개선되고 생활이 개선될 때 저자의 숨은 노력은 보상되리라 믿고 기쁜 마음으로 추천한다.

권이열 교수, 공학박사

차례

머리말 · 화분은 건강한 삶을 위한 청정한 자연식품 · 6

추천사 1 · 새로운 건강식품으로 각광받는 화분 · 9

추천사 2 · 왜 진작 화분을 알지 못했을까? · 10

추천사 3 · 화분은 인류가 바라던 완전한 영양물 · 11

1. 화분이란?

1) 벌이 만드는 완전식품, 화분(花粉) 17

2) 화분의 위력 19

3) 피곤한 현대인에게 화분의 힘을 21

4) 화분은 최고급 영양식품 23

5) 화분에 대한 재미있는 이야기 27

6) 한국 화분의 역사 28

2. 화분이 인체에 미치는 영향

1) 화분과 식욕 35

2) 화분과 만성변비 및 설사 35

3) 화분과 항생물질 36

  4) 화분과 정신건강   36
  5) 화분과 전립선염   37
  6) 화분과 빈혈   38
  7) 화분의 생명력   38
  8) 부작용 없는 화분   39
  9) 어린이의 성장과 화분   41
  10) 어린이의 고른 영양섭취를 위하여   43
  11) 심장병과 화분   44
  12) 모세혈관망과 화분   45
  13) 화분 속의 루틴   47
  14) 비타민과 화분   48
  15) 만성피로와 화분   51
  16) 피로회복을 위하여   54
  17) 불임증과 화분   57

3. 화분의 피부미용 효과

  1) 변비에 득효, 매빙에도 효과   61
  2) 피부재생물질 함유   62
  3) 다이어트와 화분   65

4. 화분의 신비

1) 신비한 화분의 힘   72
2) 화분의 성분   74
3) 화분 속의 비타민과 호르몬   76
4) 뛰어난 강장식품   77
5) P물질의 효능   78

5. 화분의 복용법과 한국 화분계의 미래

1) 한국 화분의 우수성   85
2) 화분을 먹는 방법   86
3) 화분의 보관법과 한국 화분의 미래 88

1

화분花粉이란?

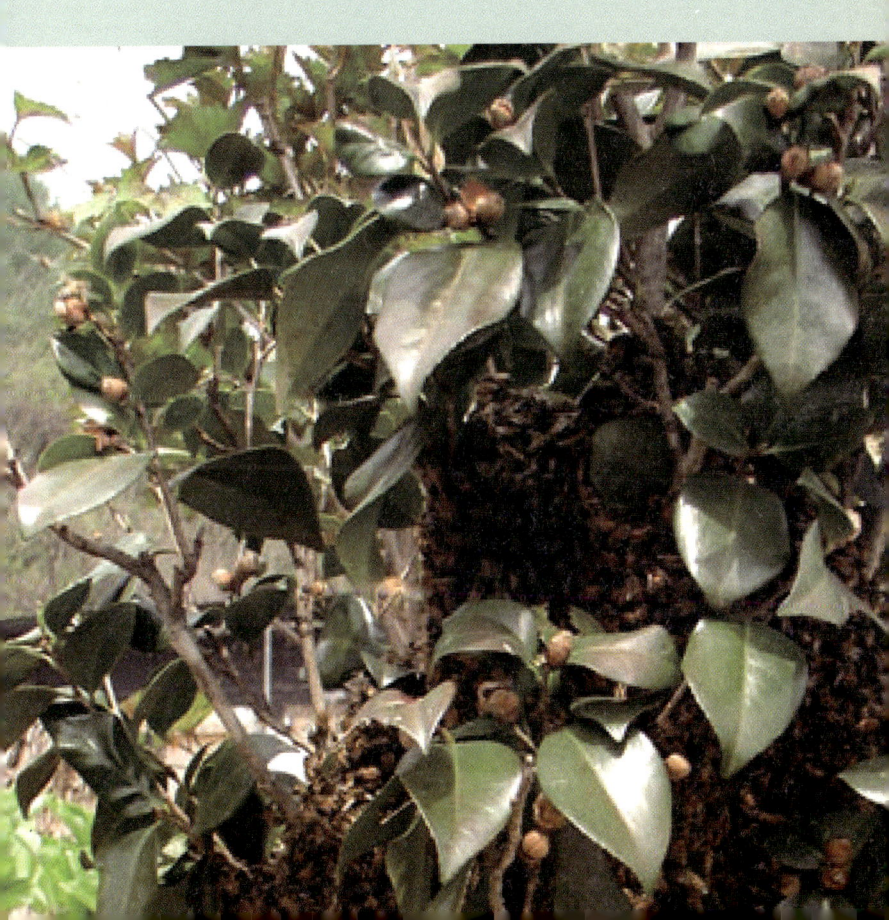

1) 벌이 만드는 완전식품, 화분(花粉)

벌처럼 인류에게 유익한 생물이 또 있을까? 오랜 기간 동안 사람들은 벌이 만드는 꿀을 먹어왔을 뿐 아니라, 벌침으로 병을 치유해왔으며, 벌집의 성분인 밀랍을 이용해 생활용품을 만들어왔다. 그러나 벌이 우리에게 주는 선물은 이것뿐만이 아니다. 완전식품으로 알려진 꿀만큼이나 인체에 유익한 물질이 있으니 이것이 바로 화분花粉이다.

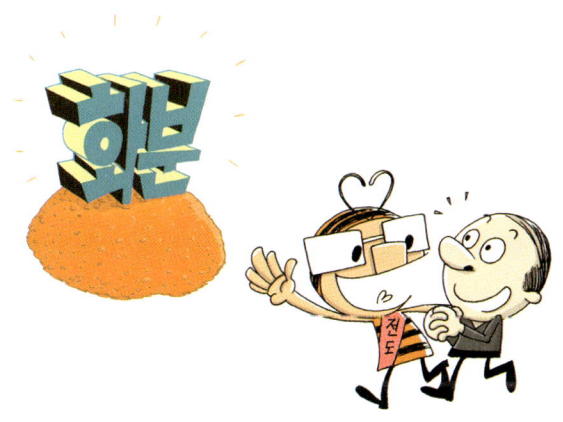

화분이란 무엇일까. 단순히 표현하자면 화분은 벌이 먹는 식량이라고 할 수 있다. 꿀벌은 이 꽃에서 저 꽃으로 날아다니며 뒷다리에 있는 꽃가루 주머니에 꽃가루를 모아서 운반한다. 바로 이 꽃가루가 벌과 유충의 먹이가 된다. 이 과정에서 벌의 소화효소가 더해져 본래의 꽃가루와는 화학적 성분이 다른 영양물질이 되는 것이다. 여왕벌의 발육에 꼭 필요한 로열젤리 역시 화분이 그 원료가 된다.

화분을 모으기 위해 벌들은 수백, 수천 송이의 꽃들을 방문해야 한다. 이토록 수고로운 과정을 통해 벌들은 화분을 모은다. 본래 식물의 생식세포인 화분은 바람이나 곤충의 힘을 빌려 암술에 접근한다. 식물의 암술에 도달한 화분은 수정을 하기 위해 본래 길이의 이만 배 이상이나 몸을 뻗어나간다고 한다. 화분의 생명력을 짐작할 수 있는 대목이다.

직경 0.1-0.003mm의 작은 알갱이인 화분. 너무나 작기 때문에 현대과학이 화분을 발견한 것은 전자 현미경이 발명된 최근의 일이다. 이 작은 화분 속에 비타민과 미네랄 등 41종의 영양소가 풍부하게 들어있다. 그렇다면 화분의 효능이 알려진 것 역시 최근의 일일까? 그렇지 않다. 인류는 화분의 성분은 알지 못했지만, 경험을 통해 화분의 신비한 힘을 알고 있었다. 의학의 아버지 히포크라테스가 이미 기원전 400년 경에 신들의 음식이라며 찬미한 식품이 바로 화분이다. 히포크라테스는 환자들의 치료와 건강 회복을 위해 화분을 먹였다.

유럽과 미국에서는 이미 40여 년 전부터 건강식품으로 화분을 먹어왔다. 필자는 1979년에 미국에서 열린 국제 세미나에 참가했다가 화분에 대해 알게 된 뒤 화분의 효능에 매료되었다. 그 뒤 연구차 하와이에 갔다가 놀라운 광경을 보았다. 화분을 늘 복용하는 그곳의 원주민들은 비록 나이는 많았지만 젊은이들 못지않은 체력을 자랑했다. 그들의 피부 역시 젊은이들처럼 화사하고 고왔다.

그 이후로 30여 년간 화분에 대해 연구한 결과 화분의 여러 가지 작용과 효능에 대해 알게 되었다. 무엇보다도 여러 질병을 앓는 사람들에게 화분을 복용하도록 한 결과 화분에 질병을 치유하는 신비한 효과가 있음을 알게 되었다. 그 외에도 화분의 놀라운 효능은 일일이 열거하기 힘들 정도이다. 이후로 필자는 화분花粉 전도사가 되어 양봉가를 비롯한 여러 사람들에게 화분의 효능을 알리며 살아가고 있다.

2) 화분의 위력

그렇다면 화분은 인체에서 어떤 작용을 할까. 전자현미경으로만 볼 수 있는 초미립자 속에 어떤 힘이 숨겨져 있을까. 참고로 말하자면 화분은 알러지나 천식의 원인이 되는 물질로 알려져 있는 일반적인 꽃가루와는 그 종류가 다르다. 알러지의 원인이 되는 꽃가루는 바람을 통해 수정하는 풍매화風媒花의 꽃가루가 대부분이다. 벌들이 옮기는 화분은 곤충을 통해 수정하는 충매화蟲媒花의 꽃가루로서 완전한 건강식품이다.

우리의 몸은 본래 외부의 온갖 자극에 대응하는 능력을 지니고 있다. 몸에 해로운 바이러스나 세균이 들어와도 건강한 사람은 스스로의 힘으로 이를 물리친다. 이런 능력을 인체의 자연치유력이라고 한다. 그러나 문명의 발달에 의해 우리는 이처럼 소중한 힘을 잃어버렸다. 화분은 이처럼 소중한 인체의 자연치유력을 회복시켜 주는 기능을 한다.

화분은 단백질과 비타민 등 인체에 꼭 필요한 41가지의 영양소가 골고루 함유되어 있는 흔치 않은 완전식품이다. 다른 식품에 비해 비타민 C가 월등히 많으며 섬유질 역시 풍부하다. 화분의 주요 성분은 탄수화물, 환원당, 단백질, 아미노산, 수분 등이다. 유효 성분으로 비타민 A, 비타민 B군, 비타민 C, 비타민 P(루틴) 등과 무기질로 칼륨, 칼슘, 인, 구리, 철, 마그네슘, 구리, 인, 규소, 유황 등이 함유되어 있다.

매일 티스푼으로 3스푼씩 수회에 걸쳐 화분을 복용해 보자. 조금 많이 먹는다고 해도 걱정할 필요는 없다. 화분에 포함된 것은 대부분 수용성 비타민으로 많이 복용한다고 해도 부작용이 없기 때문이다. 화분을 지속적으로 복용하면 나른하던 몸이 가뿐해진다. 만성적인 피로에 시달리던 사람들 역시 눈에 띄게 활기를 되찾게 된다.

3) 피곤한 현대인에게 화분의 힘을

현대인은 늘 피로하다. 일터와 학교, 가정에서 스트레스에 시달리기 마련이다. 지친 몸과 마음은 휴식을 취해도 쉽게 회복되지 않는다. 이럴 때, 화분을 매일 20g씩 섭취하면 신체는 빠른 속도로 본래의 기능을 되찾는다. 바로 화분 속에 함유된 양질의 단백질과 필수 아미노산의 작용 때문이다.

의학적으로, 영양학적으로 우리 몸은 많은 단백질을 필요로 한다. 우리 인체의 근육이나 피부의 주된 성분은 단백질이다. 손발톱, 머리카락에 이르기까지 세포 하나하나가 단백질로 구성되어 있다. 인체에서 화학반응이 일어나도록 돕는 효소와 호르몬의 주된 성분 역시 단백질이다. 단백질이 부족하면 우리 몸은 매일 손상되는 세포들을 재생하지 못할 뿐 아니라, 신체의 기능 역시 저하된다. 피부가 푸석푸석해지고, 몸이 제대로 기능하지 못해 쉽게 피곤해진다.

인체의 모든 단백질은 아미노산으로 구성되어 있다. 아미노산의 대다수는 신체에서 합성되지 않는 필수아미노산으로서 반드시 식품으로 섭취해야 한다. 일상적인 식사를 통해 인체가 필요로 하는 아미노산을 섭취하면 좋겠지만 안타깝게도 대부분의 식품은 필수 아미노산을 충분히 가지고 있지 않다. 물론 서로 다른 아미노산을 가진 음식을 골고루 섭취하면 필요한 단백질을 충분히 얻을 수 있다. 그러나 바쁜 현대인들이 음식을 골고루 섭취하기란 쉽지 않다.

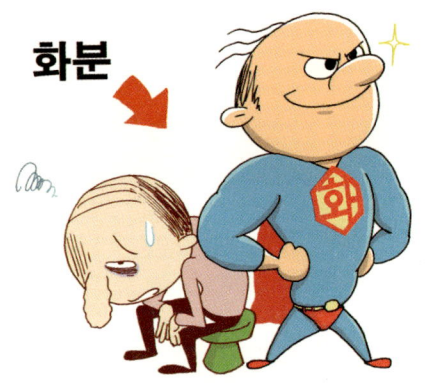

이럴 때 결핍되기 쉬운 아미노산을 포함해 여러 영양소를 손쉽게 공급해줄 수 있는 식품이 바로 화분이다. 화분은 필수 아

미노산을 풍부하게 함유하고 있는 완전식품이기 때문이다. 지친 현대인들의 피로 회복에 화분은 위력을 발휘한다.

4) 화분은 최고급 영양식품

앞서 말한 바와 같이 현대과학이 화분을 발견한 것은 최근의 일이다. 그러나 인류는 이미 오래 전부터 경험을 통해 화분의 효능을 알고 있었다. 아직도 화분은 그 효능과 성분이 명확하게 밝혀지지 않은 신비의 영약이다. 그러나 화분은 시중에 떠도는 정체불명의 건강식품들과는 다른 최고의 영양식품이다. 영양학자들과 화분학자들은 여러 실험을 통해 화분의 효능을 검증했다.

일본의 대표적 화분학자인 이와나미 요죠 박사의 저서 『섹스』에는 다음과 같은 내용이 있다.

"화분속에는 당과 아미노산이 풍부하게 포함되어 있고, 단백질, 비타민과 효소 역시 충분히 함유되어 있다. 화분을 쥐와 닭에게 먹이며 조사한 결과 화분을 먹은 쥐와 닭은 체중이 증가했다."

또 미국의 화분연구가 G.J. 바인딩 박사는 이렇게 말했다.

"화분은 그 자체가 완전한 영양식품이다. 특히 주목할 만한 사실은 화분은 아무 것도 첨가되지 않은 순수한 식품이며, 장기간 필요 이상으로 섭취하더라도 전혀 부작용이나 해가 없다는 점이다."

재미있는 실험이 있다. 시즌이 끝난 두 팀의 축구 선수 중 한 팀에게만 화분을 먹게 하고, 다른 한 팀에게는 비타민을 먹게 했다. 축구라는 운동이 워낙 체력소모가 심한 탓에 선수들은 시즌 전보다 체중이 많이 줄어 있었다. 15주간 실험을 계속한 결과, 화분을 먹인 팀의 선수들은 평균 2.5kg 가량 체중이 늘었고, 비타민을 먹은 팀은 체중이 줄지도 늘지도 않았다고 한다.

프랑스의 쇼빈 박사 역시 식사의 일부에 화분을 포함시키는 실험을 한 결과, 피험자들의 영양 상태가 개선되는 결과를 얻었다. 쇼빈 박사는 화분이 최고의 영양식품이라며 찬사를 아끼지 않았다.

쇼빈 박사는 화분이 영양식품인 동시에 질병에 대해서도 탁월한 효과를 가지고 있다고 말했다. 또한 쇼빈 박사는 연구를 통해 화분이 빈혈과 피로 회복에 놀라운 효과를 지니고 있음을 밝혔다. 그 외에도 만성 변비, 위장의 가스발생, 대장 질환 등에도 효과적이라고 말했다.

이처럼 외국에서는 오래 전부터 화분에 대한 연구가 진행되어왔다. 이미 오래 전에 히포크라테스가 환자들에게 화분과 꿀을 먹게 했고, 하와이와 보루네오의 원주민들 역시 화분을 복용함으로써 건강과 젊음을 지켰다. 화분의 효능에 대해 과학적으로 검증하지 못했던 시절부터 인류는 화분을 애용해왔다. 오랜 경험으로 화분의 놀라운 힘에 대해 알고 있었기 때문이다.

구舊소련의 연구 조사에 의하면 러시아에서 100세 이상 장수한 사람들은 대부분 꿀벌을 치는 사람들이었다고 한다. 꿀과 프로폴리스, 천연의 화분을 먹음으로써 100세의 장수를 누렸던 것이다.

호주의 코루넴 병원의 돌프 후라이 박사는 네 명의 환자에게 화분을 먹였다. 그리고 다음과 같은 흥미로운 결과를 보고했다.

① 과로로 인한 신경증과 불면증으로 입원한 35세의 남성에게 화분을 투여하자 6일 후에 정상으로 회복되었다. 입원하기 전보다 집중력이 늘어났으며, 수면도 정상적으로 취할 수 있었다.

② 만성적인 두통과 신경증을 호소하던 32세의 남성 역시 1주일간 화분을 투여한 결과, 두통이 완전히 해소되고 신경증도 사라졌다.

③ 9개월 전부터 갑상선기능 저하 때문에 고생하던 32세의

여성에게 3주간 화분을 투여했다. 이 여성은 몇 개월 동안 직장에서 야간작업을 해왔기 때문에 불면증 역시 생긴 상태였다. 3주 뒤에는 체중이 4kg 늘어나고 신진 대사율이 32%나 증진되었다. 이 여성은 곧 회복되어 업무에 복귀했다.

④ 집중력과 활력 부족, 건망증, 불면증으로 고생하던 70세의 남성에게 화분을 투여했다. 8일째부터 집중력이 늘어나고 30일째부터는 불면증도 사라졌다.

1948년 미국의 국립 암협회가 발표한 논문에 쥐를 이용한 실험이 소개되었다. 쥐들에게 암에 걸리도록 암세포를 주입한 후, 이들을 관찰하자 평균 31주 만에 암으로 발전했다. 그러나 화분을 투여한 쥐들은 암 발병이 평균 10주 정도 지연되었다. 그 뿐이 아니다. 실험이 끝난 14개월 뒤에도 그중 몇마리의 쥐에게는 암이 발생하지 않았다.

이와 같이 미국과 유럽에서는 이미 오래 전부터 화분을 연구해왔고, 건강증진과 질병치료를 위해 화분이 사용되어 왔다. 언론을 통해 우리나라에서 화분이 주목받기 시작한 것은 최근의 일이다. 비교적 늦은 감은 있지만 반가운 일이 아닐 수 없다.

5) 화분에 대한 재미있는 이야기

 화분을 얻기 위해 벌들은 꽃과 꽃 사이를 부지런히 날아다닌다. 앞서 말했듯이 화분은 미세한 가루 형태이기 때문에 그대로 옮기기는 불가능하다. 일벌들은 꽃가루를 꿀로 반죽하여 직경 2mm 남짓한 구형의 덩어리로 만든다. 이것을 뒷다리에 있는 꽃가루 주머니에 담아 벌집으로 돌아온다. 그 과정에서 벌들은 사랑의 전령이 되어 꽃들의 수정을 도우니 꽃과 벌들은 서로 도우며 살아가는 셈이다.

 화분이 꿀로 반죽되었다는 사실은 화분의 성분을 보면 알 수 있다. 화분 속에 들어 있는 당분은 오직 자당뿐이다. 그런데 반죽된 화분에서는 포도당, 과당 및 자당 등 벌꿀의 당분이 포함되어 있다. 따라서 뭉쳐진 화분립은 엄밀히 말해 화분과 꽃술이 합해진 물질이다. 거기에 꿀벌의 소화효소가 합해져서 원래의 성분과는 또 다른 영약이 만들어지는 것이다.

 햇빛과 꽃, 꿀과 벌이 만들어내는 자연의 선물이 바로 화분이다. 이렇게 만들어지는 화분립은 그 크기가 다 다르다. 보통은 직경이 2mm정도에 무게는 10~20mg이다. 꿀이 많이 나는 꽃에서는 오히려 화분 덩어리가 작게 생성되고, 반대로 꿀이 적은 꽃에서는 입자가 큰 화분립이 생겨난다.

이 자그마한 알갱이의 생명력은 놀라울 정도이다. 화분을 둘러싸고 있는 껍질은 금을 녹이는 왕수에도 잘 녹지 않는다고 한다. 세월이 흘러 그 안의 세포나 핵은 사멸해도 그 껍질은 화석으로 남는다. 간혹 오래된 퇴적층에서 화분의 화석이 발견되었다는 신문 기사를 접할 때마다 화분의 생명력에 새삼 놀라곤 한다. 식물의 암술에 도달한 화분이 자기 몸의 수만 배나 뻗어나가 수정에 성공하는 사실 역시 화분의 생명력을 말해준다.

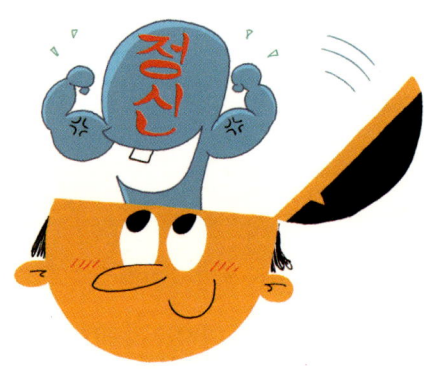

6) 한국 화분의 역사

이미 오래전부터 미국과 유럽, 일본을 포함한 선진국에서는 화분을 이용한 약품이나 건강식품, 화장품이 연구 개발되어왔다. 1979년 필자가 미국 샌디에고에서 열린 국제 세미나에 다녀온 이후, 우리나라에도 화분에 대한 궁금증이 늘기 시작했다.

그 이듬해인 1980년에는 그 해 생산한 화분이 몇 개월 만에 모두 팔렸다. 화분에 관해서는 불모지와 다름없던 우리나라에서 불과 몇 개월 만에 화분에 대한 수요가 생긴 것이다. 돌이켜 보면 놀라운 일이 아닐 수 없다.

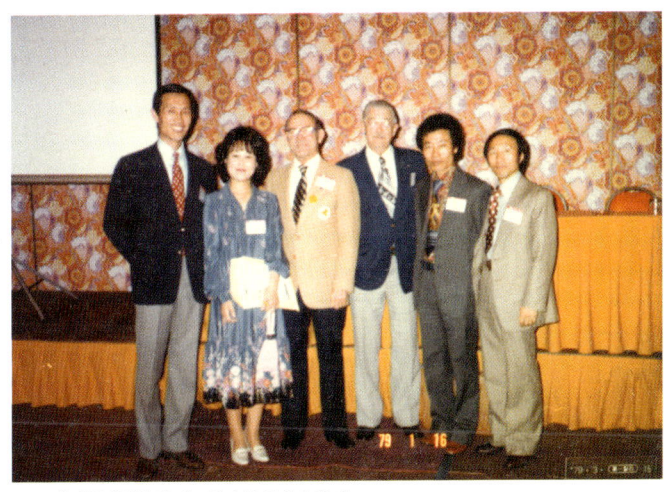

▲ 79년 미국양봉협회 전·현직 협회장과 함께

필자가 화분에 대해 관심을 가지게 된 계기는 우연한 일에서 시작되었다. 필자가 양봉을 시작하던 60년대 말만 해도 우리나라의 양봉업은 보잘 것 없었다. 지금처럼 과학적이고 기업적인 형태의 양봉업이 아니라 가내양봉업 수준을 면치 못했다. 이렇다 할 수익이 없었기 때문에 누구 하나 선뜻 나서서 투자할 생각을 갖지 못할 때였다.

그러던 중 우연한 기회로 막사이사이 재단에서 일하던 레민홀드 교수를 만나게 되었다. 그 분은 필자에게 화분의 우수성과 수익성에 대해 자세히 설명해주었다. 레민홀드 교수와의 만남을 통해 필자는 그 때까지 해오던 양봉업에 대해 확신을 얻을 수 있었을 뿐 아니라 화분에 대해서도 많은 관심을 가지게 되었다.

1971년 1월 샌디에고에서 열린 양봉 총회에 참가한 일은 필자의 인생에 있어서 전환점이 되었다. 필자가 운영하는 밀성양봉원의 봉산물을 전시하고 한국의 양봉업에 대해 소개하는 기회를 얻게 된 것이다. 그곳에서 만난 수많은 전문가들과의 만남을 통해 많은 정보를 얻게 된 것 역시 큰 수확이었다.

필자는 내친 김에 그곳에서 화분과 프로폴리스에 대해 좀 더 알아보기로 했다. 지금과 달리 인터넷이나 미디어가 발달하지 않았던 시절이었다. 직접 몸으로 부딪히며 필요한 것을 얻을 수밖에 없었다. 도서관에서 전문 서적을 찾아보기도 하고 전문가를 찾아 나서기도 했다. 낯선 타국에서 좌충우돌하며 지낸 시절이었다. 지성이면 감천이라고 했던가. 결국 미국 하와이 대학의 한 교수님을 소개받아 그 분에게서 화분에 대해 많은 자료를 얻게 되었다. 그렇게 얻은 귀중한 자료를 바탕으로 1981년, 이 책의 전신인 『신비의 화분』이라는 책을 발간했다.

그 뒤에도 연구를 계속하여 화분 채분기를 발명하기에 이르렀다. 화분 채분기란 벌에게서 쉽게 화분을 얻을 수 있는 도구이다. 필자가 발명한 화분채분기는 우리나라 뿐 아니라 미국, 영국, 캐나다, 스페인에서까지 국제 발명특허를 받았다. 게다가 뉴욕의 박물관에 전시되는 영광까지 안았다.

우리나라는 밀원(蜜源:벌이 꿀을 빨아오는 원천)이 부족하기 때문에 자연화분을 채분한다. 그러다보니 꿀벌이 먹을 식량이 부족해질 수밖에 없다. 꿀벌의 식량을 사람이 나누어 먹다 보니 일어난 일이다. 이를 해결하기 위해 필자는 영양가가 높은 양봉 시료를 개발했다. 카제인과 탈지분유, 맥주효모, 난황, 탈지대두박을 혼합해 만든 사료는 우리 양봉업계에 큰 활력소가 되었다. 전국 어디에서나 이 양봉 사료만 있다면 꿀벌을 번식시키는데 큰 도움이 된다.

최근 들어 화분이 미디어에 많이 등장하면서 이제 우리나라의 화분 시장도 점점 활기를 얻고 있다. 2013년에 우리 양봉원에서 채분된 화분은 이미 7월에 품절되고 말았다. 아직 우리나라의 화분 시장은 갈 길이 멀다. 화분의 효능에 대한 연구도, 양봉업계의 홍보도 부족한 상황이다. 그러나 한평생 벌과 꿀, 화분과 함께한 사람으로서 우리 화분업계의 미래는 밝다고 믿는다.

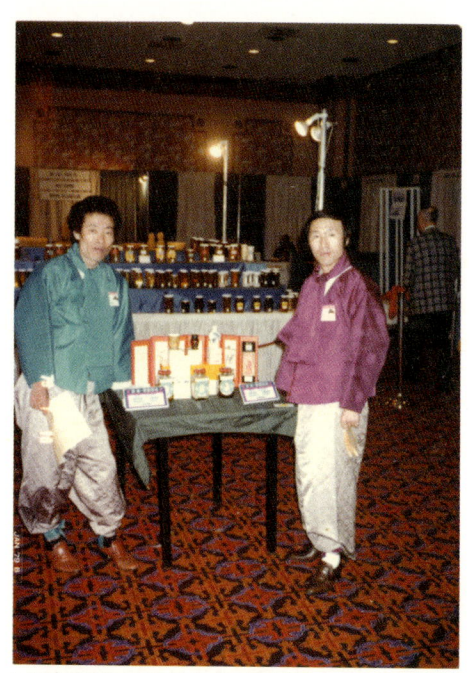

▲ 87년 샌디에고에서 열린 미국 양봉협회 총회 및 학술대회장 필자의 봉산물 전시장에서

2

화분이 인체에 미치는 영향

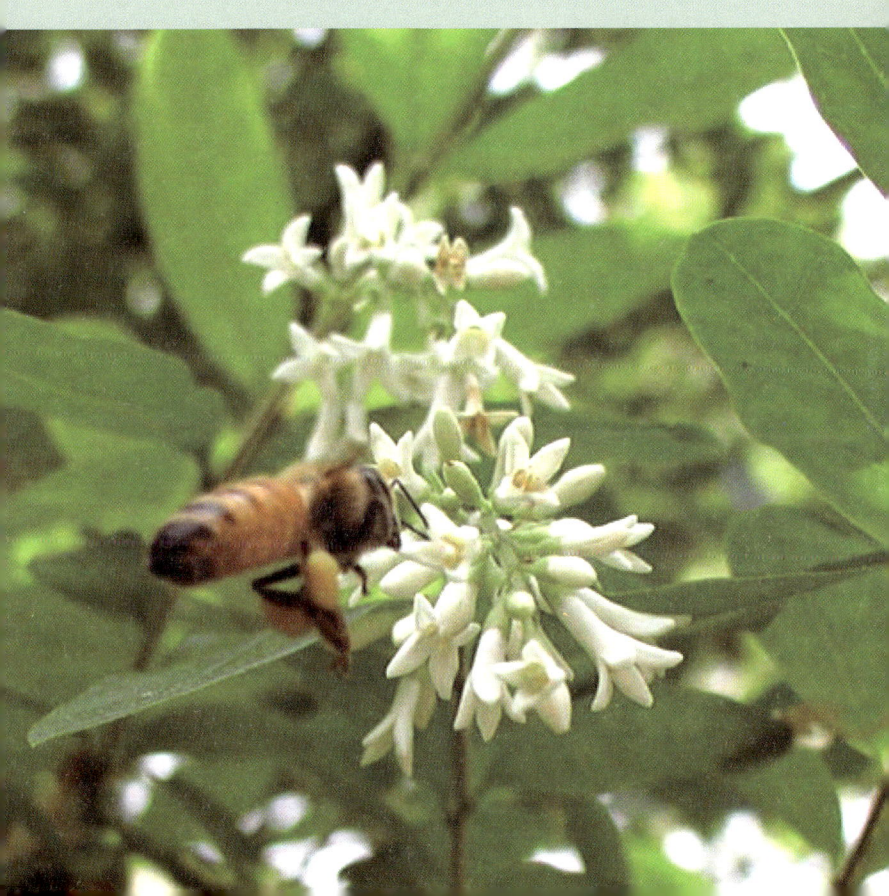

1) 화분과 식욕

무엇을 먹어도 맛을 느끼지 못하고, 늘 입맛이 없는 사람에게 화분을 추천한다. 화분을 정기적으로 복용하면 며칠 이내에 식욕이 돌아온다. 화분이 신진대사에 영향을 미쳐 신체의 모든 기능을 정상적으로 작용하게 하기 때문이다. 특히 위와 장의 기능을 바로잡는데 화분은 중요한 역할을 한다. 위장이 정상적으로 작동하면 식욕이 돌아오는 것은 당연한 일이다.

2) 화분과 만성변비 및 설사

스트레스를 많이 받는 현대인들은 늘 뱃속이 더부룩하고 만성적인 변비나 설사에 시달린다. 특히 술이라도 마신 다음날 아침이면 화장실로 달려가야 한다. 화분은 만성변비와 설사에도 큰 효과가 있다. 프랑스의 쇼반 박사는 만성변비에 대한 화분의 효과를 의학아카데미에 보고한 바 있다. 쇼반 박사가 만성 변비 환자들에게 화분을 투여하자 그들 중 대부분에서 변비 증상이 사라졌다. 또한 변비뿐 아니라 항생제를 과다하게 사용해서 내성이 생기게 된 만성 설사병 환자들 역시 화분을 복용하자 증세가 사라졌다.

3) 화분과 항생물질

프랑스의 쇼반 박사와 레느몬드 양 박사는 놀라운 발견을 했다. 화분 속에 세균이 퍼지는 것을 방지하는 항생물질이 들어 있다는 사실이다. 화분은 살모넬라균을 살균, 억제하는 작용을 한다. 일반적인 항생제와는 달리 내성에 대한 걱정이 없는 천연의 항생물질이다. 이처럼 천연물질이기 때문에 조금 많이 먹는다 해도 부작용이 없으며 특히 골다공증, 관절염 등에도 큰 도움이 된다.

4) 화분과 정신건강

과로와 스트레스에 시달리는 현대인들에게 정신건강을 유지하는 일은 중요한 과제이다. 우리가 잘 알고 있는 것처럼 건강한 정신은 건강한 몸에서 나온다. 화분은 신체 기능을 조절하고 몸의 균형을 유지시켜 준다. 화분을 꾸준히 복용하면 전반적인 신체의 기능이 향상되어 기분 조절에도 도움이 된다.

화분을 꾸준히 복용하면 대개 한 달 내에 가벼운 우울증이나 정서 불안은 많이 좋아진다. 화분 속의 비타민과 아미노산이 신경기관의 질서를 회복시켜주기 때문이다. 게다가 병후 회복기에 있는 사람들의 마음을 안정시키는 데에도 화분은 큰 효과가 있다.

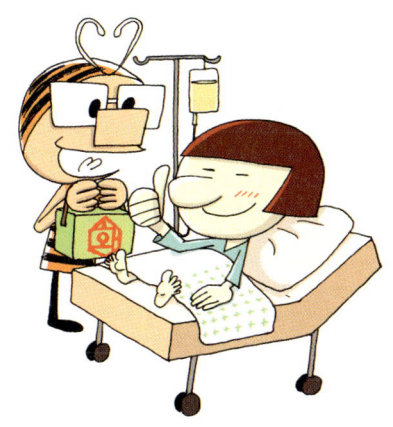

5) 화분과 전립선염

최근 전립선염으로 고생하는 남성이 늘고 있다. 전립선염은 성인 남성의 50%가 일생에 한 번은 앓을 정도로 흔한 질병이기도 하다. 증상으로는 전신의 무력감, 피로, 빈뇨, 잔뇨감, 요도구 끝의 통증 등을 들 수 있다.

소변이 탁하거나 소변에 피가 섞이기도 한다. 흔한 질병이기는 하지만 완치가 쉽지 않은 병이다. 치료와 재발을 거듭하는 동안 만성 전립선염이 되기도 한다.

스웨덴의 프사라대 의학부의 E. 아스쿰팔크 박사와 레안델 박사는 전립선염 환자들에게 화분을 투여했다. 그 중 80%의 환자들에게서 병세가 호전되었다. 오스트리아 빈의 아로와휴스타 박사는 9명의 전립선염 환자에게 1일 3차례씩, 두 개의 화분

캡슐을 복용하게 했다. 그들 모두가 좋은 효과를 볼 수 있었다.

6) 화분과 빈혈

화분은 빈혈에도 효과가 있다. 화분이 혈액속의 헤모글로빈 비율을 상승시키기 때문이다. 특히 어린아이들의 빈혈에 효과적이다. 빈혈로 인해 성장이 늦어진 아이들이나 괴혈병에 걸린 아이들에게 1개월에 걸쳐 화분을 복용하게 했다. 그들 중 대다수는 적혈구 수치가 상승하고 헤모글로빈수가 평균 15% 가량 증가했다.

7) 화분의 생명력

가축이나 동물에게 화분을 투여하면 놀라울 정도로 생식 능력이 좋아진다. 생쥐를 이용한 실험에서 화분이 지닌 놀라운 생식 능력이 입증되었다.

화분학자들이 생쥐를 두 개의 그룹으로 나누어 2년간 사육하며 관찰했다. 한 그룹에는 화분을 투여하고, 다른 그룹에는 투여하지 않았다. 몇 세대에 걸쳐 쥐들을 사육하며 관찰한 결과 화분을 먹은 쥐들은 그렇지 않은 쥐보다 눈에 띄게 발육이 빨랐으며 번식력 역시 다른 그룹의 쥐보다 왕성했다.

불과 1/10mm~1/25mm 의 크기에 불과한 화분이 어떤 정력제보다도 훌륭한 효능을 지닌 셈이다. 입증되지 않은 건강식품이나, 출처를 알 수 없거나 윤리적으로 문제가 되는 방법을 통해 얻은 정력제 대신 화분을 복용하는 것은 어떨까.

8) 부작용 없는 화분

앞서 말한 것처럼 화분은 소화기능을 향상시키고 위장의 질병에 효과적이다. 만성 변비와 설사에 탁월한 효과를 보이는 것 역시 화분이 지닌 여러 성분들이 소화기능을 촉진시키기 때문이다. 따라서 일시적인 변비나 설사 뿐 아니라 각종 위장질환을 정상화한다.

인간은 몸속에 지닌 놀라운 힘으로 스스로를 치료한다. 외부에서 들어온 바이러스나 세균, 날마다 몸속에 생기는 암세포 등을 물리친다. 앞서 말했듯 이러한 힘을 인체의 자연치유력이라고 한다. 우리 모두는 어떤 의사보다도 훌륭한 명의名醫와 함께 살아가는 셈이다. 그러나 현대인들은 과도한 스트레스와 문명의 부산물로 인해 이런 기능을 잃어버렸다.

놀라울 정도로 발달한 현대의학에도 불구하고 환자들은 늘어만 간다. 자연치유력을 상실한 현대인들이 조그만 외부 자극에도 병을 일으키기 때문이다. 병을 고치려고 약을 먹지만 원래 약이란 양날의 검이다. 설사를 할 때 함부로 지사제를 먹는 것은 위험한 일이다. 몸에 들어온 독을 빼내려는 신체의 작용을 방해하기 때문이다.

그러나 화분은 천연 물질로 구성되어 있다. 갖가지 부작용의

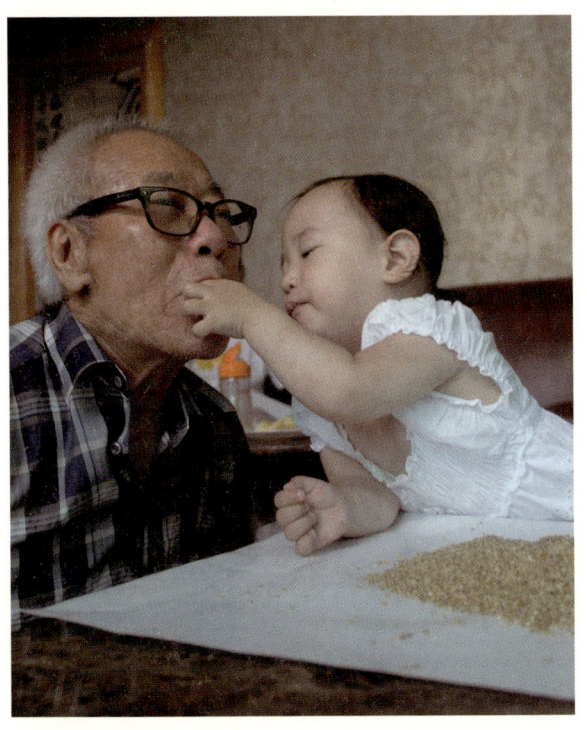

위험을 안고 있는 합성 약과는 다르다. 화분을 구성하는 물질은 단백질과 필수 아미노산, 미네랄이다. 많이 복용해도 부작용을 일으키지 않을 뿐 아니라 오히려 건강에 도움이 된다.

9) 어린이의 성장과 화분

요즘 부모들의 가장 큰 관심사 중 하나는 우리 아이의 키가 얼마나 자랄까이다. 과연 요새 아이들은 과거 우리 때와 비하면 키가 크고 늘씬하다. 그러나 키만 크고 몸이 허약하다면 무슨 소용이 있을까. 화분은 아이들의 성장에 도움이 될 뿐 아니라 건강하게 자라는데 효과가 있다.

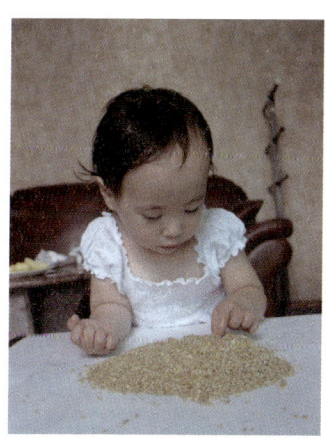 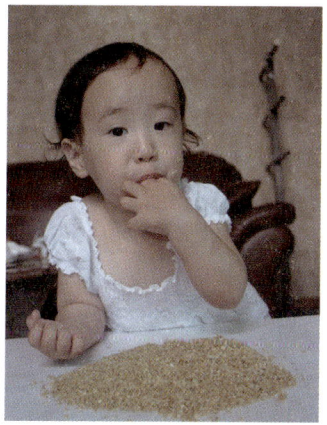

쇼반 박사의 연구에 의하면 화분 속의 성장촉진 인자가 아이들의 성장에 도움이 된다고 한다. 남들보다 발육이 늦은 아이들의 성장속도까지 정상으로 되돌릴 수 있다는 것이다. 어린이는 성장에 쓸 에너지가 필요하기 때문에 어른들보다 많은 영양분을 섭취해야 한다. 이럴 때에 화분을 복용하면 성장에 많은 도움이 된다. 특히 식사하기를 싫어하는 아이들의 식욕을 되찾는 데 화분은 큰 효과가 있다.

앞에서도 언급했듯이 화분은 빈혈을 앓는 아이들에게도 도움이 된다. 소아 결핵 요양소에서 1개월에 걸쳐 아침마다 음료수에 한 스푼씩 화분을 넣어 아이들에게 먹였다. 그러자 혈액 $1mm^3$당 80만 개의 적혈구가 생성되었다. 화분이 결핵으로 인한 빈혈을 치료한 것이다.

이만큼 빠른 속도로 적혈구가 증가하는 것은 놀라운 일이다. 꼭 병적인 빈혈이 아니더라도 가벼운 현기증이나 어지럼증을 호소하는 사람은 꼭 화분을 복용해보자. 건강한 사람들은 온몸의 피가 고르게 순환하여 몸의 기능을 유지한다. 그런데 피가 부족하면 혈액순환이 원활하지 못하고 당연히 신체는 제 기능을 하지 못한다.

그렇게 되면 체력이 떨어지고 매사에 의욕이 없기 마련이다.

특히 성장하는 어린이에게는 치명적인 결과를 불러일으킨다. 아이들의 성장을 위한 보조제가 시중에 많이 나와 있다. 그러나 화분은 어떤 성장보조제보다도 효과적이라고 말하고 싶다. 단순히 아이들의 키를 크게 할 뿐 아니라 건강한 몸과 마음을 만들어주기 때문이다.

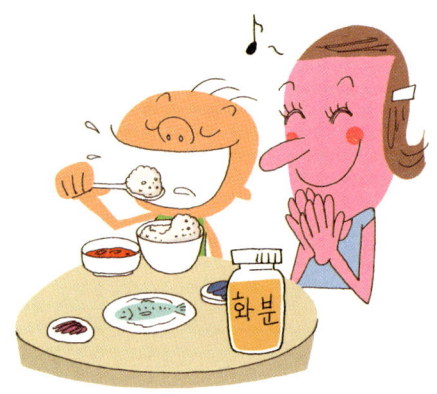

10) 어린이의 고른 영양섭취를 위하여

우리 몸은 먹는 대로 만들어진다는 말이 있다. 식사의 중요성을 일컫는 말이다. 특히 어린이들에게 일상의 식사는 무엇보다도 중요하다. 그 아이의 일생을 결정짓는 체력과 건강의 기초공사를 다지는 일이기 때문이다. 그런 만큼 성장기 아이들의 식사에 대해 세심한 관심과 주의가 필요하다.

만 한 살부터 5살까지의 아이들은 놀랄 정도로 빠르게 신체 발육이 이루어진다. 아이를 키워본 사람이라면 잘 알겠지만 이 시기의 아이들은 불과 몇 달 만에 몰라볼 정도로 자란다. 따라서 이 때 섭취하는 영양은 아이들에게 큰 영향을 미친다. 또한 이 또래의 아이들은 늘 뛰어다니며 정신없이 에너지를 소모한다. 어른들이 이 또래의 아이들을 따라하면 금세 지쳐버리고 말 것이다.

따라서 이렇게 소모하는 에너지 외에도 성장에 필요한 영양분을 충분히 공급해야 한다. 편식을 하는 습관은 에너지 공급의 균형을 깨는 원인이 된다. 장기간 이런 상태가 계속 되면 영양의 밸런스가 맞지 않아 신체에 장해를 일으키게 되고, 성장에도 방해가 된다. 편식을 하지 않도록 습관을 기르는 동시에, 부족한 영양소를 보충하기 위해 아이들에게 화분을 먹여 보자.

11) 심장병과 화분

화분은 심장 건강에도 도움이 된다. 화분에는 심장 수축을 촉진시키는 효과가 있다. 화분은 모세혈관의 기능을 강화시켜 동맥경화나 고혈압을 예방해준다. 혈액을 운반하는 동맥은 원래 고무관처럼 탄력이 있고 유연하지만 나이를 먹음에 따라 점차 탄력성이 떨어진다.

  또 혈액이 좁아진 혈관을 통과하면서 혈전을 형성하며, 혈관 내막에 상처를 입힌다. 그 결과 혈관은 두꺼워지고 단단해지며 안쪽이 좁아진다. 이것이 바로 동맥경화이다. 오래된 수도관에 녹이 슬고 이물질이 끼어 막히는 것과 같은 이치다.

  동맥경화와 고혈압은 한국인의 사망 원인 중 중요한 원인이다. 그만큼 흔하지만 무서운 질병인 것이다. 동맥경화와 고혈압은 기름진 식생활과 운동 부족, 노화 때문에 일어난다. 콜레스테롤이 과잉되는 현상은 결국 동물성 지방을 많이 먹어서이다. 과도한 탄수화물, 지방, 단백질에 비해 비타민, 무기질, 효소가 부족해서이기도 하다.

  화분은 비타민과 무기질, 효소를 포함한 필수 영양소를 모두 지니고 있다. 화분을 정기적으로 복용하면 동맥경화와 고혈압을 예방할 뿐 아니라, 이미 시작된 심장 질환에도 탁월한 효과가 있다.

12) 모세혈관망과 화분

  우리 몸에는 동맥과 정맥과 같은 큰 혈관 외에도 무려 51억 가닥이나 되는 모세혈관이 있어 수백조나 되는 세포에 영양을 보낸다. 모세혈관에 있는 구멍을 통해 세포가 영양과 산소를 빨아들이고 노폐물과 탄산가스를 내보낸다.

모세혈관은 이토록 인체에 중요한 기능을 하지만 결코 튼튼한 조직이라 할 수는 없다. 모세혈관은 부드럽고 가늘기 때문에 파열되기 쉽다. 폭음을 하는 사람들은 고혈압이 발생하기 쉬우며, 뇌에 있는 모세혈관이 파열하여 뇌출혈을 일으키기도 한다.

또 안구의 가장 뒤쪽에 있는 망막 혈관이 파열되면 실명에 이른다. 안저眼底혈관은 아주 약하고 가는 모세혈관이기 때문에 쉽게 파열된다. 술을 즐기는 사람들의 코끝은 붉게 변하는데 이 역시 모세혈관의 파열 때문에 일어난다. 콧등의 모세혈관이 알코올 때문에 확장되어 선홍색을 띠게 되는 것이다.

폭음을 하는 사람들이 소변검사를 할 때 당이 검출되는 경우가 종종 있다. 이는 당뇨병 때문이 아니라 신사구체의 세뇨관의 모세혈관이 알코올 때문에 확장돼 인체에 필요한 당분이 함께 배설되었기 때문이다.

인체에서 모세혈관이 가장 발달된 부위는 바로 뇌이다. 머릿속의 모세혈관은 너무나 가늘고 두께가 얇기 때문에 작은 충격에도 쉽게 파열된다. 술을 즐기는 사람들에게 뇌졸중이 많은 이유도 이런 이유 때문이다.

술을 마시면 모세혈관이 확장돼 혈관벽이 손상을 입는다. 그래도 술을 마시면 모세혈관이 압력을 견디지 못하고 터져버리는데 이것이 바로 뇌출혈이다. 뇌혈관이 파열되어 빠져나온 혈액이 굳어 뇌신경을 누르면 해당 부위가 마비되어 반신불수나 전신마비 증세가 일어난다.

모세혈관의 건강을 지키기 위해 되도록 술을 마시지 않도록 하자. 동시에 모세혈관의 벽을 튼튼히 유지해야 한다. 화분은 모세혈관의 저항력을 강화하여 자극에 견딜 수 있도록 한다. 화분 속에 있는 루틴(rutin)의 효능 때문이다. 루틴은 모세혈관을 강화시켜 동맥경화, 고혈압, 뇌출혈과 같은 심혈관계 질환의 예방에 효과적이다.

동물실험의 결과, 루틴을 투여하자 모세혈관의 벽이 튼튼해지는 효과를 볼 수 있었다. 사람의 경우 75g의 화분을 매일 복용하면 필요한 루틴을 얻을 수 있다.

13) 화분 속의 루틴

루틴은 비타민 C 연구 중에 발견된 비타민 P(바이오플라보노이드)의 일종이다. 감자꽃과 메밀에 풍부하게 들어있는 성분으로 모세혈관을 강화하는 작용이 있고, 뇌출혈과 출혈성 질병에 도움이 된다. 루틴은 또한 당뇨병에 좋은데 임상실험 결과, 당뇨병 환자들에게 루틴을 함유한 메밀을 먹게 하자 체내의 지방과 당 함량이 현저하게 줄어들었다고 한다.

루틴은 메밀 뿐 아니라 화분에도 풍부하게 들어있다. 화분을 복용하면 출혈성 질환과 당뇨병에 많은 도움이 된다.

14) 비타민과 화분

비타민의 중요성에 대해서는 이미 널리 알려져 있다. 인체가 필요로 하는 비타민의 양은 많지 않지만 대부분 인체에서 합성되지 않기 때문에 외부로부터 보충해야 한다. 비타민은 당질과 단백질, 지방질의 대사가 원활하게 이루어지도록 한다. 비타민이 없으면 이들 3대 영양소를 이용해 에너지를 만들 수 없다. 비타민은 이처럼 몸의 기능을 정상으로 유지하는데 꼭 필요하며 피부, 점막, 뼈, 혈관 등의 신진대사를 촉진하는 역할을 한다.

또한 비타민은 인체 내에서 이루어지는 여러 생화학 반응에 촉매 역할을 하는 효소의 기능을 돕는다. 그러므로 비타민이 부족하면 신체의 조직은 물론 신경이나 뇌의 작용도 원활하지 않게 된다. 이처럼 비타민은 우리 몸에 없어서는 안 될 성분이다.

그러나 균형 잡힌 식생활을 하지 못하는 현대인들은 비타민이 늘 부족하기 마련이다. 특히 비타민 A, B_1, B_2, 니코틴산, 비타민 C등이 부족하기 쉽다. 비타민이 부족해지면 몸이 나른해지거나 피곤하다. 몸의 저항성도 떨어지고 지구력 역시 저하되기 때문에 평소에 충분히 비타민을 섭취해야 한다.

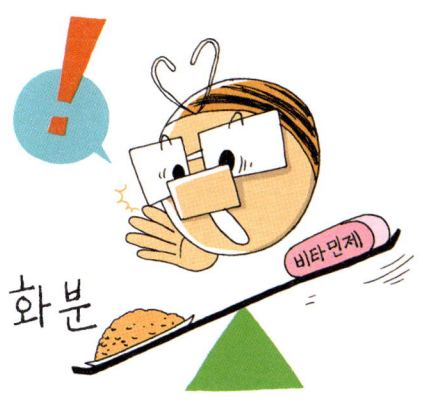

 이토록 부족하기 쉬운 비타민을 보충하기 위해 간편하게 복용할 수 있는 비타민제가 인기다. 그러나 약을 통해 비타민을 복용하는 방법이 몸에 좋은지에 대해서는 의문이다. 수용성 비타민인 비타민 B류나 비타민 C는 소변으로 배출되기 때문에 큰 문제는 되지 않는다. 비타민 드링크를 먹었을 때 유난히 소변이 노랗게 되는 것은 그런 현상 때문이다. 그러나 수용성 비타민 역시 많이 먹으면 결석의 원인이 된다는 연구결과가 있기 때문에 주의가 필요하다.

지용성 비타민인 비타민 A나 비타민 D의 경우 과다하게 복용하면 부작용을 일으키게 된다. 비타민 A를 과잉복용하면 식욕 상실, 간 장애, 태아 기형 유발 등의 부작용을 가져오며 비타민 D의 경우 과다하게 먹으면 연조직의 석회화, 안구 염증, 가려움증, 설사와 변비 등을 유발한다. 그러므로 지용성 비타민은 과잉 복용하지 않도록 늘 주의해야 한다.

그런데 부작용을 걱정하지 않고 쉽게 부족한 비타민을 섭취할 수 있는 방법이 있다. 화분 속에는 우리 인체가 필요로 하는 비타민이 충분히 함유되어 있다. 비타민제처럼 과잉 섭취했을 때의 부작용을 걱정할 필요도 없다. 특히 부족하기 쉬운 비타민 C가 충분히 들어 있고, 그 외에도 니코틴산, 판토텐산, 비타민 B_1, B_2, B_3 등이 풍부하게 들어 있다.

화분의 비타민 함유량

비타민	벌꿀	우유	로열젤리	화분
A	-	-	-	1001.0
B_1	5.5	40	690	1560
B_2	20	150	1390	1330
니코친산	100	200	5980	11610

판토렌산	100	–	22000	1730
B_6	300	–	12000	880
B_{12}	–	–		
C	2400	2400		49000
비오친	66		114	650
엽산	3		40	1560
아세틸콜린	1400		95800	
이노시톨			11000	900000

15) 만성피로와 화분

소리 없이 우리 건강을 해치는 것이 있다. 바로 만성적인 피로이다. 격무와 스트레스, 술자리에 시달리는 현대인들은 누구나 피로하다. 그 때 그 때, 피로를 풀어주지 않고 조금씩 쌓이게 되면 만성적인 피로로 진행된다.

만성피로증후군이란 원인질환 없는 피로가 6개월 이상 지속되어 일상생활에 장애가 있는 상태를 말한다. 휴식을 취하면 회복되는 일반적인 피로와는 달리 푹 쉬어도 증세가 호전되지 않는다. 대부분의 경우 과도한 업무, 스트레스, 우울증 등이 원인이다.

피로가 누적되면 세안, 운전, 업무 수행 등 일상의 모든 일들이 귀찮고 어렵게 느껴진다. 작은 신체활동에도 팔 다리의 근육이 쉽게 피로해져 오래 계속하기 힘들다. 두뇌 활동 역시 저하되어 아무리 집중하려 애를 써도 멍한 상태가 된다. 이런 상태가 바로 만성 피로의 증상이다.

만성 피로는 그 증상에 따라 세 가지로 구분된다. 첫째는 신체적인 피로이다. 온몸이 나른해지고 심해지면 몸의 일부가 저려온다. 입이 마르고 하품을 자주 한다. 그 밖에도 수면 장애, 위장 장애 등이 올 수 있다. 식욕 부진과 복통, 체중 감소 등의 장애를 동반하기도 한다.

둘째로 정신적인 증상이 나타난다. 얼빠진 사람처럼 모든 일에 집중할 수 없는 것이 대표적인 증상이다. 마음이 진정되지 못하고 항상 붕 뜬 상태에서 공연히 신경이 날카로워진다. 하찮은 일에도 짜증이 나고 업무의 효율성이 떨어지게 된다. 감정 상태도 둔해져 재미있는 농담을 들어도 웃지 않게 되고, 무기력한 상태에 빠진다. 우울증과 불안 증세가 나타나고 기억력 역시 감퇴한다.

셋째로 신경 감각적인 증상이 나타난다. 시력과 촉각, 청각 신경이 둔해져 반응이 둔해진다. 심한 귀울림을 호소하고 때로 환각을 보기도 한다. 사람에 따라서는 눈의 통증 때문에 눈물을 흘리기도 한다.

만성 피로를 일으키는 원인은 다양하다. 과로와 심한 운동, 수면부족, 임신 등의 생리적인 원인, 우울증과 불안, 스트레스 등 정신적인 원인, 감염이나 내분비질환, 대사질환 등 질병이 원인이 되기도 한다.

사실 피로를 느끼는 것은 우리 몸의 정상적인 반응이다. 만약 우리 몸이 피로를 느끼지 못하게 설계되었다면 우리는 쉽게 죽게 될 것이다. 마라톤 같은 심한 운동을 하거나 밤샘근무를 한 뒤에도 피로를 느끼지 못해 쉬지 않는다면 몸에 무리가 갈 수밖에 없다. 피로란 우리 인체가 회복을 필요로 한다는 신호인 셈이다. 건강하게 살기 위해서는 평소 피로를 느낄 때마다 적절히 휴식을 취해야 한다.

우리들은 대부분 다음과 같은 여건 때문에 피로를 느끼게 된다.

가) 과중한 업무로 인한 스트레스
나) 업무의 성격상 고도의 집중력과 주의력이 필요한 경우
다) 빠른 속도로 업무를 해야 할 때
라) 장기간 힘겨운 노동을 반복해야 할 때
마) 바르지 못한 자세로 장기간 일할 때

바) 업무 중 휴식을 적절히 취하지 못할 때

사실 대부분의 현대인들은 위와 같은 상황에서 벗어날 수 없다. 그러나 이런 상태에서도 자신에게 맞는 방법으로 적절히 피로를 풀어주어야 만성적인 피로에서 벗어날 수 있다. 하루하루의 피로가 완전히 회복되지 않는 상태로 계속 누적되면 앞서 말한 만성 피로 상태가 되어 위험한 상태에 빠진다. 화분은 인체에 풍부한 영양소와 비타민을 공급하여 피로 회복에 도움이 된다.

16) 피로회복을 위하여

우리의 몸은 약 수백조 개나 되는 수많은 세포로 구성되어 있다. 우리 세포는 단백질과 지방, 함수 탄소로 구성되어 있다. 지금 우리가 가진 육체는 일 년 전의 그것과 동일할까. 그에 대한 대답은 '아니오'이다. 지금 이 글을 읽고 있는 이 순간에도 우리 몸의 세포는 생장하고 분열하기 때문이다.

우리의 장기는 날마다 새로운 옷으로 갈아입으며 필요 없는 노폐물들을 내보낸다. 그렇게 하지 않으면 우리 몸은 정상적으로 기능할 수 없다. 이처럼 생존을 위해 우리 몸은 날마다 새로워지지 않으면 안 된다.

그러나 피로하면 우리 몸의 신진대사가 정체되기 마련이다. 그리고 일단 정체된 대사율을 다시 되돌리기 위해서는 단백질, 지방, 함수 탄소 등 새로운 체세포 구성 성분을 보충해 주어야 한다. 체세포 구성 성분을 충분히 보충해주면 피로회복에도 도움이 된다. 이럴 때 화분을 복용하면 체세포 구성에 필요한 영양소를 충분히 보충할 수 있다. 피로 때문에 떨어졌던 식욕이 돌아오고, 정신이 맑아질 뿐 아니라 소화흡수 기능 역시 좋아진다.

피로회복을 위해서는 수면을 충분히 취하는 일 역시 중요하다. 우리 뇌에 있는 대뇌피질은 기억, 감정, 계획, 의사결정 등 고도의 의식 기능을 담당한다. 대뇌피질 중에서 사고와 언어를 담당하는 전두엽은 작업 기억working memory과 관련이 있다. 오늘 자동차를 어디에 주차했는기에 대한 기억에서부터, 일상적인 일을 수행하는데 필요한 기억력을 관장한다.

이 부위에 손상을 입은 환자들은 옷을 입고 목욕을 하거나, 찻잔에 설탕이 아닌 소금을 넣는 등 이상 행동을 한다. 기억 기능에 손상을 입었기 때문이다. 전두엽을 비롯해, 대뇌피질의 기능을 올바르게 작동하게 하려면 충분한 수면을 취해야 한다. 수면을 제대로 취하지 않으면 두뇌활동이 저하된다.

KAIST의 유승식 교수는 흥미로운 실험을 했다. 18세에서 30세 사이의 건강한 피험자들을 두 개의 집단으로 나눈 후 한 집단은 35시간 이상 잠을 자지 못하게 했고, 다른 그룹은 평상시처럼 7시간에서 9시간 수면을 취하게 했다. 이틀 후 잠을 자지 못한 피험자들은 기억력 테스트에서 낮은 점수를 받았다.

이처럼 피로회복과 두뇌활동을 위해 수면은 매우 중요하다. 일반적으로 7~8시간 정도 충분히 취해주어야 한다. 나이를 먹으면 보통 수면 시간이 짧아지기 마련이다. 그래서인지 노인들은 젊은이들보다 감각 기능이나 기억력이 떨어진다.

무더위나 추위 같은 환경 변화 역시 피로를 불러일으킨다. 온난화의 영향 때문에 한반도의 여름과 겨울은 견디기 힘들 정도로 덥거나 춥다. 무더위가 계속 될 때면 온몸이 늘어지고 심장의 박동도 약해져 혈관이 확장된다. 그 때문에 활동이 저하되고 식욕이 떨어져 소화, 흡수 작용도 원활하지 않다.

이열치열이라는 말이 있듯이 이럴 때일수록 가벼운 운동으로 온몸에 흠뻑 땀을 흘린 뒤 충분히 휴식을 취해 대사 기능을 높인 뒤, 화분을 복용해보자. 화분은 몸에서 빠져나간 비타민과 영양소를 보충해 준다. 어떤 보양식보다도 무더위를 극복하는 데 도움이 될 것이다.

17) 불임증과 화분

 화분은 불임증에도 효과가 있다. 어느 날 서울 면목동에 사는 한 고객으로부터 상담을 받게 되었다. 그 여성은 사정상 미국에 있는 남편과 떨어져 생활하고 있었다. 시가가 있는 미국으로 가고 싶어도 시어머니는 임신을 하기 전에는 미국으로 오지 말라고 했다고 한다.

 내용인즉, 두세 달에 한 번씩 한국으로 출장 오는 남편 사이에서 어떻게 하면 빨리 임신을 할 수 있겠느냐는 것이었다. 하늘을 봐야 별을 딴다고 했는데 어떻게 가뭄에 콩 나듯 만나는 남편과의 사이에서 임신을 할 수 있겠는가.

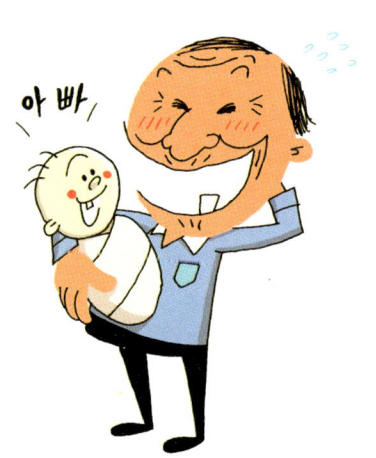

궁여지책으로 필자는 벌꿀과 프로폴리스, 로열 젤리, 화분을 섞어 먹어보라는 권유를 했다. 7개월 뒤에 그 고객은 임신이 되어 미국으로 가게 되었다는 소식을 전해주었다. 마치 내가 자식을 얻은 것처럼 기뻤다.

그 이후 임신을 하고 싶어 하는 고객에게도 화분을 권하고 있다. 자료를 찾아보니 화분이 난소기능을 촉진시키고 손상된 자궁 기능을 회복시키는 효능이 있었다. 화분은 남자들의 정자와 정충을 건강하게 하는 기능 역시 있다. 부부가 함께 복용하면 불임 부부들에게 좋은 결과를 가져올 것이다.

3
화분의 피부미용효과

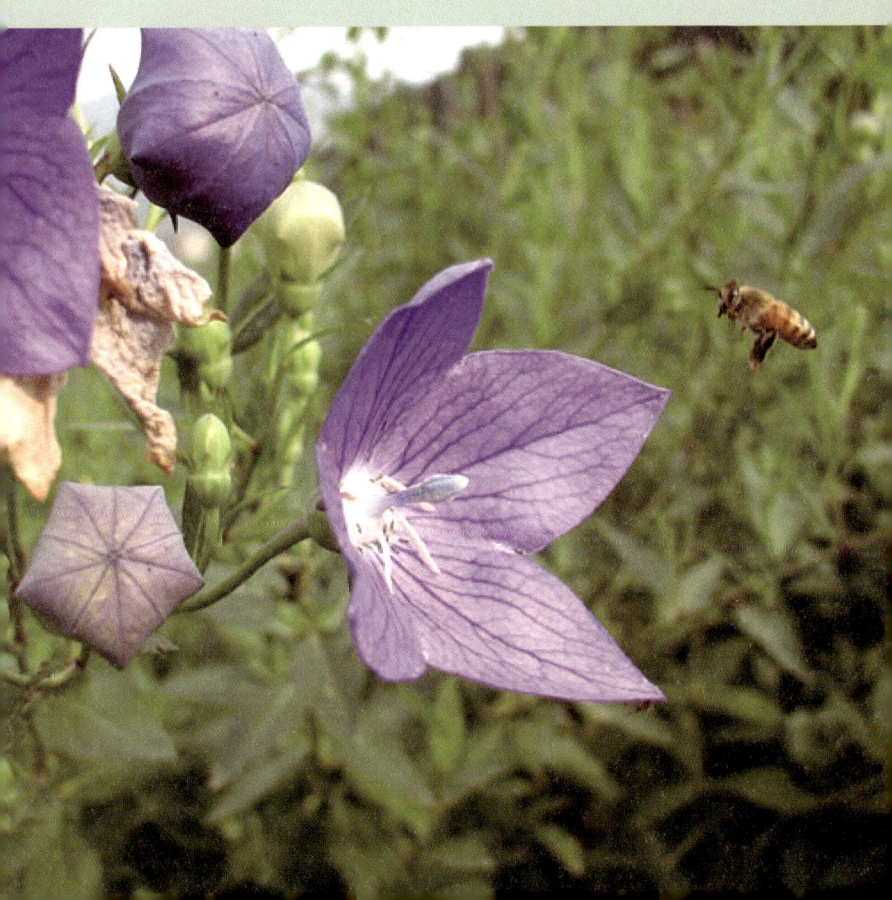

1) 변비에 특효, 예방에도 효과

영국 이코노미스트지의 기사에 따르면 우리나라는 인구 1000명 당 가장 많은 성형수술을 하는 나라라고 한다. 그 때문일까. 주변에는 아름답고 늘씬한 여성들뿐이다. 고통을 참으면서까지 아름다워지고 싶은 것이 여성들의 바람인가 보다.

아름다움을 추구하는 마음은 비단 여성들만의 것은 아니다. 남성들 역시 조각 같은 얼굴과 멋진 근육을 만들기 위해 애쓴다. 남성과 여성 모두가 멋진 외모를 갖기 위해 노력하는 세상이 되었다. 아름다움을 추구하는 마음은 인간들의 보편적인 욕망인 것이다.

그러나 진정한 아름다움이란 건강 없이는 이루어질 수 없다. 지나치게 마른 거식증 환자들의 몸매나 과도한 성형수술로 일그러진 얼굴을 보며 아름답다고 느끼는 사람은 없을 것이다.

장이 안 좋아 만성 변비나 설사에 시달리는 여성의 경우 피부도 좋지 않은 경우가 많다. 이런 상태가 계속되면 화장도 먹지 않고, 안 좋은 피부를 감추기 위해서 짙은 화장을 반복하는 악순환으로 이어진다. 아름다워지기 위해서 일단 변비부터 고치고 볼 일이다. 앞에서도 말했듯이 화분은 변비를 고치는데 특효약일 뿐 아니라 변비 예방에도 좋다.

최근 여성들 사이에서는 건강한 민낯을 보여주는 것이 유행이라고 한다. 화장 따위의 자질구레한 눈속임이 아니라 피부 본연의 아름다움을 드러내려는 것이다. 그러려면 몸속부터 깨끗하게 하는 것이 우선이다. 화분을 복용하면 며칠 내에 피부가 윤택하게 되고 변비가 해결되어 표정 역시 밝아진다. 진정한 건강 미인이란 이런 여성이 아닐까.

정신 건강 역시 아름다움에 영향을 미친다. 마음이 우울하거나 불안하면 표정에 그대로 드러나기 마련이다. 자기도 모르게 인상을 찌푸린다거나 무표정한 얼굴이 된다. 사람들은 밝고 명랑한 인상의 사람들과 어울리고 싶은 법이다. 게다가 이런 상태에서는 자신을 가꾸고 싶은 생각 역시 들지 않는다. 화분은 우울증이나 불안감을 해결하는데 도움이 된다. 화분을 복용하면 점차 신경이 안정되고 우울한 기분이 해소된다.

2) 피부재생물질 함유

아무리 값비싼 파운데이션으로도 아름다운 피부에서 우러나오는 광채를 흉내 낼 수는 없다. 특히 요즘처럼 자연스러운 화장법을 추구하는 시대에는 아름다운 피부의 중요성은 더욱 커졌다. 어떻게 하면 피부를 아름답게 가꿀 수 있을까. 아름다운 피부를 위해 비싼 화장품이나 미용기구를 사들이는 것보다 중요한 일이 있다.

첫째로 몸과 마음의 건강을 지키는 일이다. 걱정거리가 있을 때 피부가 푸석푸석해지는 것은 누구나 경험했을 것이다. 밤샘작업을 한 뒤에는 눈 밑에 다크써클이 생기거나 피부가 거칠어진다. 이런 상태라면 아무리 비싼 화장품을 발라도 소용이 없다. 걱정거리를 해결하고 숙면을 취해 몸과 마음의 건강을 회복해야 한다.

둘째로 소화기관의 기능을 정상적으로 유지하는 일이다. 화분이 지닌 효능의 한 가지가 소화기능을 촉진하는 일이다. 위장이 제대로 기능을 하지 못하여 소화흡수 기능이 떨어지면 몸에 노폐물이 남게 된다.

우리 몸은 필요힌 영양소를 흡수하고 불필요한 것은 배설물과 땀 등으로 내보내도록 설계되어 있다. 그러나 소화기관의 기능이 떨어지면 체내에 노폐물이 남게 된다. 보통은 간을 통해 분해 되지만 그렇지 못하고 남은 독소들은 인체에 치명적인 영향을 주게 된다.

또 소화기가 좋지 않으면 늘 명치끝이 불쾌하거나 헛배가 부르거나 아랫배에서 꼬르륵거리는 소리가 난다. 위염이나 위하

수로 발전하기 때문이다. 또 소화기의 장애는 만성 변비나 설사를 일으키기도 한다. 이런 상태가 계속되면 기분 역시 우울해지고 신경이 예민해진다.

우리 몸은 여러 장기가 긴밀히 연결되어 있는 유기체이다. 소화기의 장애는 심장이나 폐, 신장 등 다른 장기의 건강에도 영향을 미쳐서 몸의 전반적인 상태를 나쁘게 한다. 따라서 위장의 건강을 지키는 일은 몸 전체의 건강과 더불어 피부 건강을 지키는 일이다. 다행히 화분에는 소화흡수를 돕고 변비와 설사를 치료하는 효능이 있다.

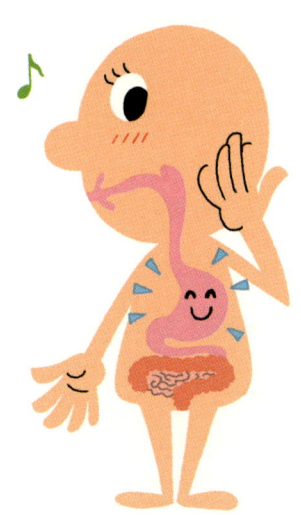

세 번째로 피부를 위해 지켜야 할 일은 영양분이 풍부한 음식을 충분히 먹는 것이다. 다이어트를 위해 음식을 충분히 먹지 않는 사람들이 많다. 칼로리를 줄이는 것은 좋지만 몸에 꼭 필요한 영양소마저 섭취할 수 없게 된다. 다이어트를 하는 사람이라면 꼭 화분을 먹어야 한다. 화분 속에는 각종 비타민과 영양소가 충분히 들어있다. 피부의 재생에 필요한 성분 역시 가득 들어있다.

3) 다이어트와 화분

미국의 한 라디오 방송국에서 재미있는 설문조사를 했다. 사람들에게 체중이 10kg증가하는 것과 트럭에 치이는 것 중 어느 것을 선택하겠느냐는 질문을 했다. 대다수의 사람들은 트럭에 치이는 것을 선택했다. 물론 진지한 대답은 아니었겠지만 사람들은 이처럼 살이 찌는 것을 두려워한다.

다이어트와 관련된 산업은 불황도 비껴간다. 우리나라에서만 연간 2조원의 수익을 낳는 시장이라고 하니 다이어트에 대한 사람들의 관심을 알 수 있다. 특히 여성들은 뚱뚱해지지 않기 위해 애쓴다. 늘씬하고 보기 좋은 몸매야말로 여성들이 진정으로 바라는 것이다. 남자들 역시 여성들만큼이나 다이어트에 관심이 많다. 뚱뚱한 남자 역시 이성의 눈에 매력 있게 비치지 않기는 마찬가지다.

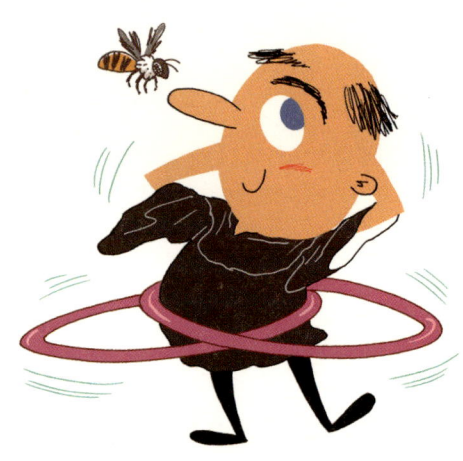

비만을 두려워하기는 동서고금의 지성인들도 마찬가지였다. 이탈리아 신학자 토마스 아퀴나스는 시신이 관에 들어가지 않을 정도로 거구였다고 한다. 그러나 그런 아퀴나스 역시 "비만은 악마의 유혹이자 지옥의 구더기 같다"며 다이어트에 열중했다. 영국 시인 바이런 역시 비만이 창의력에 해롭다고 생각해 자주 단식에 돌입했다고 한다.

다이어트를 위해 온갖 방법이 동원된다. 한동안 유행했던 원푸드 다이어트, 황제 다이어트 등을 따라 하기도 하고, 헬스클럽에 등록하고 비싼 다이어트 식품을 사들인다. 그러나 다이어트의 진정한 의미에 대해 고민해 보자.

다이어트diet의 어원은 그리스어 디아이타diatia이다. 디아이타는 건강을 지키기 위한 일련의 생활방식을 뜻한다. 즉 다이어트는 건강을 지키기 위한 생활 방식 전반을 일컫는다. 그러나 사람들은 다이어트를 살을 빼기 위한 방법으로만 생각한다. 체중만 줄고 건강을 잃는다면 무슨 소용이 있겠는가.

비만은 갖가지 합병증을 부르는 무서운 병이다. 비만이 가져올 수 있는 심각한 질병으로 고혈압이 있다. 우리나라 사람들의 사망원인 중 암과 1~2위를 다투는 병 역시 고혈압이 유발하는 뇌졸중이다. 협심증 역시 고혈압과 관계가 있다.

혈압이란 동맥 혈관벽에 대항하는 혈액의 압력을 말한다. 심장이 수축하여 동맥혈관으로 혈액을 보낼 때의 혈압이 가장 높고, 심장이 늘어나 혈액을 받아들일 때의 혈압이 가장 낮다. WHO에서 정한 고혈압의 정의는 최대혈압이 160 이상, 또는 최소혈압이 95이상인 경우를 말한다.

보통 혈액은 물의 5배반이나 되는 점착력粘着力: 끈끈한 힘을 가지고 있고 점착력이 높아질수록 혈압은 높아진다. 좁은 관을 통과하려면 맑은 액체보다 끈끈한 액체가 더 많은 힘을 요구하기 때문이다. 점착력은 대개 나이가 많을수록 높아진다. 동물성 단백질을 과다하게 섭취하는 사람 역시 혈액의 점착력이 높다.

과다한 영양과 염분이 더해지면 혈액의 점착력이 높아지기 때문이다. 비만인 사람은 대개 혈액 중의 콜레스테롤 양이 많기 때문에 보통 사람보다 혈액의 점착력이 높다. 게다가 몸이 비대하기 때문에 산소 소비량도 많고 이를 공급하기 위해 혈액의 양도 늘게 된다.

또한 비만한 사람은 체내에 피하지방이 많기 때문에 몸의 미세혈관이 압박을 받아 혈액의 흐름에 문제가 생기게 된다. 이 때문에 혈압은 더욱 오르게 된다. 이처럼 비만과 고혈압은 밀접한 상관관계가 있다. 체중을 줄이면 혈압은 대개 내려가기 마련이다.

또한 비만은 협심증과 심근경색의 원인이 된다. 협심증과 심근경색의 원인이 되는 동맥경화를 일으키는 가장 큰 원인은 고지혈증이다. 고지혈증이란 혈액 속에 지방 성분이 높은 상태를 말한다. 과거 우리나라에는 고지혈증 환자가 드물었다. 지방섭취량 자체가 적었기 때문이다. 그러나 비만한 인구가 늘어나며 고지혈증 환자는 계속 늘고 있다.

심장에 혈액을 공급하는 혈관인 관상동맥이 동맥경화증으로 좁아지면 협심증을 일으키게 된다. 관상동맥이 완전히 막혀서 발생하는 병이 심근경색이라면 협심증은 어느 정도 혈액이 흐르는 단계이다. 협심증이 모두 심근경색으로 발전하는 것은 아니지만 그 전단계라고 할 수 있다.

심근경색은 협심증과 달리 관상동맥이 완전히 막혀서 심장 근육이 기능을 하지 못하는 질환이다. 일단 병원에 도착해 적절한 치료를 받아도 환자의 5~10%는 사망하는 무서운 병이다. 이 모두가 비만이 원인이 되어 일어나는 무서운 질병이다.

비만이 일으키는 병은 수없이 많다. 비만한 사람은 정상체중인 사람보다 2배 이상의 높은 사망률을 보인다. 지방간, 담석증, 생리불순, 다낭성 난소질환, 불임증, 퇴행성 관절염 등 질병에 걸리기 쉽다. 유방암, 대장암, 체장암, 전립선암 등 각종 암에 걸릴 확률도 높아진다.

미용 뿐 아니라 건강을 위해서도 다이어트를 하지 않으면 안 된다. 다이어트를 하려면 어쩔 수 없이 섭취하는 칼로리를 줄여야 한다. 음식물의 양을 제한하다 보면 몸에 꼭 필요한 영양소 역시 섭취할 수 없다.

이럴 때 필요한 것이 화분이다. 화분은 여러 가지 필수 영양소와 비타민, 미네랄을 간편하게 공급해준다. 게다가 화분에는 신진대사를 증진시키는 효능이 있다. 대사율이 떨어져 있는 비만 환자들에게 큰 도움을 준다.

다이어트에 좋다는 온갖 건강식품이 시장에 넘친다. 그러나 식욕을 떨어뜨리는 약물, 공장에서 만들어낸 음식물이 과연 건강에 도움이 될까. 이제 건강한 다이어트를 위해 자연에서 직접 얻은 화분을 복용해보자.

4

화분의 신비

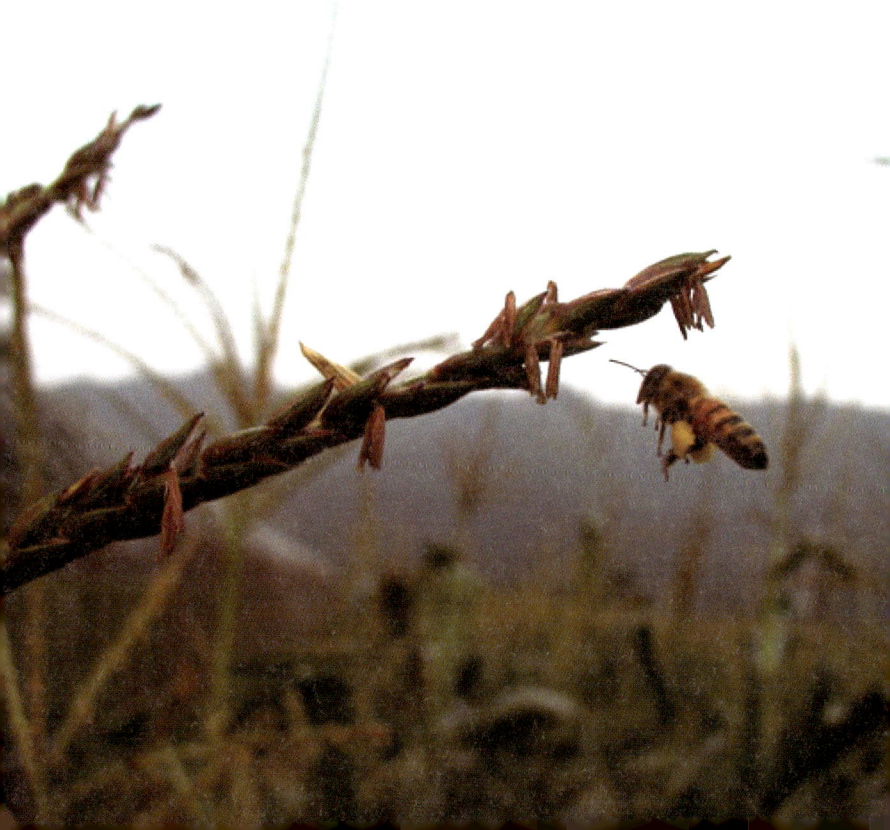

1) 신비한 화분의 힘

지금까지 화분의 효능과 신비한 힘에 관해 이야기했다. 인류는 오랜 세월, 화분으로 건강을 지켜왔다. 아주 조그만 알갱이에 불과한 화분이 어떻게 이토록 놀라운 힘을 지니고 있는 것일까. 게다가 건강을 지키기 위해 우리가 복용해야 하는 화분의 양은 하루에 불과 서너 티스푼 정도에 불과하다.

다른 음식물에서 그만큼의 영양소와 비타민, 미네랄을 얻으려면 아주 많은 분량의 음식을 먹어치워야 한다. 이토록 적은 분량을 먹는 것으로 과연 효과를 얻을 수 있을까. 그러나 유해물질인 수은이나 카드뮴은 100만 분의 1PPM이라는 아주 적은 양으로도 인체에 치명적인 해를 끼칠 수 있다. 거꾸로 생각하면 화분은 미량으로도 인체에 대단한 효과를 미칠 수 있을 것이다.

사실 화분의 효능은 현대과학의 힘으로도 아직 낱낱이 밝혀지지 않았다. 화분의 유효성분은 아직 그 정체가 드러나지 않았다. 단백질, 지방, 탄수화물 등 기존의 영양소라는 틀만으로 식품을 분석하는 현대영양학으로는 화분의 실체를 파악할 수 없다. 아직 현대과학이 분석할 수 없는 깊이와 신비를 지닌 식품이 화분이다.

실험실에서 인공적으로 합성한 화분은 자연 상태의 화분과 동일한 영양적 가치를 가지고 있다. 그러나 이 화분을 벌에게 먹이자 벌들은 곧 죽어버렸다고 한다. 이처럼 천연의 화분은 사람들이 흉내낼 수 없는 신비를 지니고 있다.

화분의 효능은 단순히 그들 영양소의 총합이 만들어 낸 것이라고 보기 힘들다. 분석적인 현대과학의 사고에 익숙한 사람들로서는 도저히 알 수 없는 것이 화분의 신비이다. 어쩌면 화분은 현미경과 실험대 너머 아직 인간의 시각이 미치지 못하는 신비의 영역에 속한 영약일지도 모른다. 그러하기에 히포크라테스 역시 화분을 신들의 음식이라고 찬미한 것이 아닐까.

그러나 서구의 분석의학에만 매몰된 의사들은 화분의 효능을 외면한다. 환자들의 가족에게 가장 많이 듣는 하소연이 수술 중이나 입원 중인 환자에게 화분을 먹이려고 하면 의사들이 먹지 못하게 한다는 것이다. 그러나 이미 선진국의 의사들은 화분과 프로폴리스의 효능을 인정하고 치료에 적극적으로 사용하고 있다.

어느 날 한 병원장의 회갑연에 초대받은 적이 있었다. 거기서 소개받은 어느 의사에게 필자가 하는 일에 대해 설명하자 대뜸 이렇게 말하는 것이 아닌가.

"화분과 프로폴리스가 우리 병원과 어떤 관계가 있지요? 우리 병원과 일종의 라이벌 관계가 아닙니까?"

병원의 일과 필자가 하는 일을 보완관계로 생각하지 않고, 경쟁 관계로 여긴 것이다. 물론 화분과 프로폴리스의 효능에 관심을 기울이는 의사들도 많이 있다. 일부 의사들은 환자들에게 프로폴리스와 화분을 적극적으로 추천하여 완쾌하는데 도움을 주고 있다. 그러나 대다수의 의사들은 화분의 효과를 무시하거나 부정한다. 분석적인 현대의학에 매몰되어 인체 전반의 기능을 조절하는 일의 중요성을 무시한 탓이다.

2) 화분의 성분

우리 몸의 피부와 뼈, 손발톱에 이르기까지 신체의 세포를 구성하는 성분은 바로 단백질이다. 이 단백질은 바로 아미노산이라는 작은 화학물질로 구성되어 있다. 우리 몸은 22가지의 아미노산을 이용해서 수만 가지의 단백질을 합성해낸다. 이렇게 합성된 단백질이 우리 몸을 구성하는데 쓰인다.

이 중 8가지의 아미노산은 체내에서 합성되지 않기 때문에 반드시 외부에서 보충해주어야 하는데 이를 필수 아미노산이라고 한다. 이들 필수 아미노산 중 단 한 가지라도 부족해지면 인체는 필요한 단백질을 충분히 만들 수 없다.

그렇기 때문에 식품의 가치는 필수 아미노산을 충분히 가지고 있는지의 여부로 결정된다. 화분의 단백질에는 필수 아미노산의 비율이 거의 절반이나 된다. 40%이상의 아미노산이 여러 형태로 존재한다.

꿀벌 역시 다른 동물들처럼 필수 아미노산을 만들지 못한다. 꿀벌은 이들 아미노산을 화분에서 얻는다. 꿀벌은 다른 단백질 공급원을 가지고 있지 않기 때문이다. 다음 표는 화분이 가진 필수 아미노산의 함량을 다른 단백질 공급원과 비교한 것이다. 흔히 완전식품이라 불리는 계란과 비교했을 때, 화분이 지닌 탁월한 영양학적 가치를 알 수 있을 것이다.

화분의 필수아미노산 함량비교

필수아미노산	화분	쇠고기	계란	치즈
이소로이신	4.5	0.93	0.85	1.74
로이신	6.7	1.28	1.27	2.63
리진	5.7	1.45	0.93	2.34
메치오닌	1.8	0.42	0.39	0.80
페닐아라닌	3.9	0.66	0.69	1.49
트리오닌	4.0	0.81	0.67	1.38
트립토판	1.3	0.20	0.20	0.34
바린	5.7	0.91	0.90	2.65

많은 보디빌더들과 올림픽 선수들이 이처럼 필수 아미노산의 함량이 풍부한 화분을 이용해 근력을 강화해왔다. 독일의 저명한 과학자 프랜시스 후버 박사는 "화분이 지구상에서 가장 위대한 보디빌더이다."라고 말했다.

3) 화분 속의 비타민과 호르몬

비타민의 중요성에 대해서는 앞장에서 충분히 이야기했다. 화분 속에는 많은 비타민이 함유되어 있다. 옥수수 화분은 다발성 신경염의 치료에 큰 효과가 있다. 화분 속에 있는 비타민이 신경염의 치료에 도움이 되기 때문이다. 화분의 비타민 함유량에 관해서는 이미 여러 학자들이 연구한 바 있다.

이들의 연구결과에 의하면 화분은 비타민 B군이 풍부하지만 지용성 비타민은 부족하다고 한다. 1922년 미국의 앤더슨 박사와 구르프 박사는 옥수수 화분에서 순수한 형태의 이노시톨(inocitol: 비타민 B와 관련된 물질, 세포막의 기본 성분으로 뇌, 신경, 근육을 유지하는데 필요하다)을 추출하는데 성공했다. 이 두 박사는 옥수수 화분에서 적어도 1%정도의 화합물이 비타민 B군에 속한다고 생각했다.

화분의 니코틴산은 여름 동안에 증가하고, 판토텐산은 6월

초부터 7월 말에 걸쳐 수확되는 화분에서 최고치를 나타낸다고 한다. 이처럼 화분학자들은 화분 속의 비타민에 대해 주목해왔다. 한편 스카라진스키 박사는 싸리크스종의 화분에서 호르몬과 성장물질을 발견했다.

에이간드 박사와 호프만 박사는 벌이 모은 8가지의 화분 속에서 엽산과 아스코르빈산을 추출해냈다. 대부분의 연구조사는 화분이 풍부한 수용성 비타민을 가지고 있다는 사실을 보여준다.

4) 뛰어난 강장식품

현대인들은 늘 피로와 스트레스에 시달린다. 몸과 마음이 지친 이들을 위해 각종 건강식품과 보양식품, 강장제가 등장했다. 그러나 아무리 몸에 좋은 음식을 먹어도 건강하지 못한 사람은 이를 소화 흡수하지 못한다.

비타민 C가 부족해지면 전신의 무력감, 권태, 식욕부진, 우울증이 나타난다. 병균에 대한 저항력이 떨어지고, 잇몸, 위장, 비뇨기 등의 점막에도 피가 나기 쉽다. 상처가 잘 낫지 않고 스트레스에 대한 저항력도 떨어진다. 검증되지 않은 건강식품이나 보양식을 먹는 것보다는 화분을 통해 비타민을 공급하는 것이 낫다.

또한 지친 현대인들은 인간의 가장 자연스러운 욕구인 성욕마저 상실했다. 정력을 위해서 사슴피나 뱀 구이 등 눈살이 찌푸려지는 보양음식이 필요한 것은 아니다. 몸과 마음이 건강해지면 자연스럽게 성(性)에 대한 관심과 활력을 되찾기 마련이다. 화분에 있는 비타민과 미네랄, 필수 아미노산은 인체의 활기를 되찾게 해서 어떤 강장식품보다 더 정력에 효과적이다.

5) P물질의 효능

최근 들어 P물질의 효능이 하나씩 밝혀지고 있다. P물질이란 화분의 효용을 높여주는 중요한 요소이다. 그러나 최근까지 P물질의 정체가 무엇인지 정확히 밝혀지지 않았다. P물질은 신경전달물질 중 하나다. 그렇다면 신경전달물질이란 무엇일까.

한 개의 신경세포는 수천, 수만의 신경세포들과 정보를 주고받는다. 이렇게 정보를 주고받는 주역이 바로 신경전달물질이다. 예전에는 신경세포와 신경세포가 서로 연결되어 정보를 주고받는다고 생각했다. 그러나 전자현미경으로 관찰한 결과 신경세포 사이에는 일정한 틈이 있다는 사실이 밝혀졌다. 이런 틈을 뛰어넘어 정보를 전달하기 위해서는 어떤 매개체가 필요하다.

1921년 오토 레비 박사는 개구리를 이용한 실험을 했다. 미주신경이 붙어 있는 개구리 심장과 미주신경이 제거된 개구리 심장을 마련해 링거액에 담갔다. 첫 번째 개구리의 심장에 붙어 있는 미주신경을 자극하자 심장의 박동이 느려졌다. 놀랍게도 미주신경이 붙어있지 않은 두 번째 개구리의 심장 박동도 느려졌다. 미주신경의 말단에서 나온 어떤 물질이 두 번째 개구리의 심장세포에 전해진 것이다.

신경전달물질의 존재를 증명한 공로로 오토 레비 박사는 1936년 노벨의학상을 받았다. 그 후 이 물질은 아세틸콜린이라는 것이 밝혀졌다. 인간의 뇌에는 약 40여 종이 넘는 신경전달물질이 있다고 알려졌다.

어찌 보면 신경전달물질은 인간을 가장 인간답게 하는 것이다. 뇌 속에서 일어나는 복잡한 과정은 신경전달물질 없이는 이루어질 수 없고, 인간은 사고할 수도, 감정을 느낄 수도 없다. 고도의 지적 활동과 기쁨, 슬픔, 분노 등 오직 인간만이 느낄 수 있는 감정을 가능하게 하는 것이 바로 P물질을 포함한 신경전달물질이다.

그중 세로토닌은 감정과 수면, 식욕과 도파민은 운동기능과 관련이 있다. 노르아드레날린은 불안 등의 감정과 관련이 있다. 따라서 신경전달물질에 이상이 생기면 그와 관련된 감정들에 이상이 생긴다. 예를 들어 우울증은 노르아드레날린과 세로토닌의 기능저하가 원인이 된다. 정신분열증 역시 도파민의 기능 저하와 연관이 있다. 그리고 화분에 함유된 P물질이 부족하면 알츠하이머성 치매와 기분 장애가 일어난다.

이들 신경전달물질의 기능 저하를 막기 위해 각종 약물이 쓰인다. 그러나 화학약품으로 인체의 기능을 조절하는 것에는 언제나 부작용이 따른다. 화분에 들어있는 P물질은 자연에서 얻은 것으로 부작용을 걱정할 필요가 없다. 가벼운 우울증이나 기분 장애는 화분을 복용하여 극복하자.

P물질의 효능을 보여주는 또 다른 실험결과가 있다. 우리 신체의 간뇌는 자율신경계를 조절하는 중추이자 체온조절과 물질대사의 조절 기능을 한다. 간뇌의 시상하부를 통해 마음의 상태에 따라 신경전달물질이 분비된다. 화가 나면 노르아드레날린이 분비되고, 두렵거나 놀라면 아드레날린이, 기쁘거나 즐거우면 도파민이 분비된다.

자율신경은 마음대로 조절할 수 없다. 생명유지의 기본시스템이기 때문에 의지대로 조작할 수도 없고, 그래서도 안 된다.

게다가 모든 생리작용을 의식적으로 조절한다면 얼마나 피곤한 일이겠는가. 의식적으로 심장을 뛰게 하고, 체온을 조절하느라 공부를 하거나, 업무를 볼 시간은 없을 것이다. 이처럼 간뇌는 생명 유지에 중요한 역할을 한다.

형광상으로 조사해 보면 나이가 들어감에 따라 간뇌의 색상이 변화함을 알 수 있다. 젊은이들의 간뇌는 녹색이지만 점점 황색과 적색, 갈색의 순으로 마치 나뭇잎에 단풍이 드는 것처럼 색이 변해간다. 늙은 쥐에게 P 물질을 투여하고 29일이 지나자 간뇌세포는 녹색으로 변했다. 간뇌의 노화가 저지된 것이다. P 물질에 노화방지 효과가 있는 것이 밝혀진 셈이다.

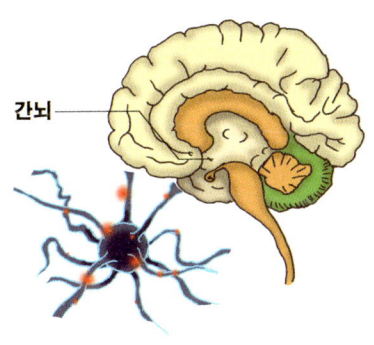

이번에는 늙은 쥐와 젊은 쥐의 난소를 서로 교환해서 이식했다. 젊은 쥐에게 이식된 늙은 쥐의 난소는 다시 기능을 발휘한

다. 그러나 늙은 쥐에게 이식한 젊은 쥐의 난소는 제대로 기능하지 않는다. 그러나 늙은 쥐에게 화분을 투여한 결과 30일 후에는 배란을 하게 되었다. 화분에 포함된 P물질이 간뇌에서 작용하여 젊음을 되찾았기 때문이다.

만성전립선염 환자에게 화분을 투여하면 약 88%의 환자들에게서 치료효과를 볼 수 있다. 화분속의 P물질은 내분비 및 자율신경계의 중추를 담당하는 간뇌를 건강하게 하여 남성 호르몬인 테스토스테론의 분비를 촉진한다. 그 결과 전립선염이나 전립선 비대를 개선하는 효과가 있다. 또한 이뇨작용, 방광의 수축력, 전립선의 울혈 등에도 효과가 있다.

5

화분의 복용법과 한국 화분계의 미래

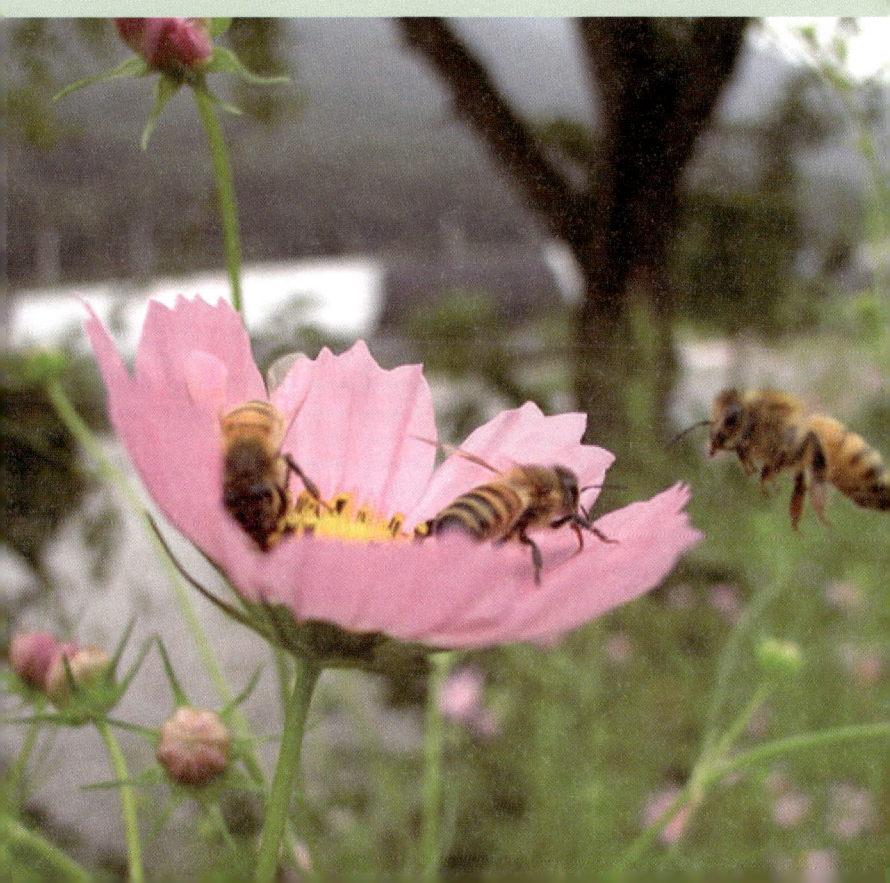

1) 한국 화분의 우수성

그렇다면 이토록 몸에 좋은 화분을 어떻게 선택해야 할까. 현재 화분을 생산하는 나라는 미국, 캐나다, 호주, 프랑스, 스웨덴, 뉴질랜드 및 일본과 대만, 그리고 한국이다.

프랑스에서 생산되는 화분은 큰 농원에서 생산되는 유채 화분이다. 캐나다, 호주에서는 질이 좋은 화분이 생산되지만 수출량에 변동이 심하다. 대만이나 일본에서 생산되는 화분은 산화, 변질이 빨리 온다. 스웨덴은 화분의 생산량이 많지 않은 편이다. 뉴질랜드는 꽃이 많고 천혜의 자연환경을 지니고 있기 때문에 화분의 질이나 양 등 모든 면에서 우수하다.

한국은 기후조건이 좋아서 봄부터 여름, 가을에 이르기까지 질 좋은 화분을 대량으로 생산할 수 있다. 한국의 화분 역사는 매우 짧지만 우리나라에서 생산되는 꿀과 화분은 아시아 지역 최고의 수준이다.

그러나 최근 화분에 대한 수요가 증가하면서 질이 좋지 않은 외국산 화분을 고가에 판매하는 판매업자가 늘고 있다. 그들은 외국산 화분이 한국산 화분보다 질이 우수하다고 선전하며 질 낮은 화분을 비싸게 팔고 있다. 한국산 화분은 세계 어느 곳의 화분과 비교해도 그 품질이 뒤떨어지지 않는다. 소비자들의 현명한 판단이 필요한 때이다.

2) 화분을 먹는 방법

앞서 말한 바와 같이 화분은 아주 적은 양으로도 큰 효과를 발휘한다. 하루에 티스푼으로 세 스푼씩 서너 차례 먹으면 된다. 특히 꿀에 개어두었다가 먹으면 더욱 좋고 꿀을 싫어하는 사람은 화분립 그대로 먹은 뒤 물을 한 컵 먹으면 된다. 커피나 우유, 음료수에 타먹어도 좋다.

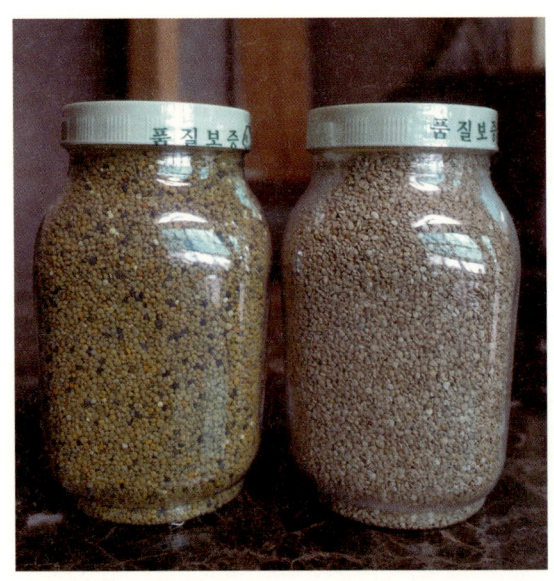

필자가 국제 세미나에 참석하여 화분에 대해 연설하고 그 효능에 대해 알린 결과, 많은 연구자들이 화분의 이용법을 연구 개발 중이다. 화분을 이용한 다양한 건강식품과 주스 등이 개발될 것이라고 믿는다. 필자가 연구 개발한 채분기는 벌들에게 아무 고통을 주지 않을 뿐 아니라 기존의 채분기에 비해 많은 양의 화분을 수확할 수 있다. 이를 통해 늘어난 수확량을 이용해 다양한 파생상품을 만들 수 있을 것이다.

화분은 조금 많이 먹더라도 아무 문제가 없다. 대개 몸에 좋은 음식도 너무 많은 양을 섭취하면 문제가 생기기 마련이다. 지용성 비타민류는 과다섭취하면 인체에 해가 될 수도 있다. 그러나 화분은 조금 많이 섭취해도 문제가 되지 않는다. 하루에 티스푼으로 세 스푼씩 서너 번 먹을 것을 권장하지만 병후의 체력 회복을 위해서는 더 많이 먹어도 상관없다.

피로가 심하거나 위장이 좋지 않은 사람은 조금 많이 복용해보자. 빠르게 체력이 회복되는 것을 느낄 수 있다. 우울증이나 신경증이 있는 사람도 많은 양을 먹기를 권한다. 일단 회복되면 적은 양이라도 꾸준히 먹도록 하자.

화분을 아침식사 전에 먹으면 배가 살살 아프거나 설사를 하는 일이 있다고 한다. 갑자기 많은 양을 먹었을 때 생기는 일로서, 양을 줄였다가 서서히 늘리면 그런 현상은 사라진다. 식후 30분 후에 먹으면 그런 일은 발생하지 않는다.

3) 화분의 보관법과 한국 화분의 미래

화분은 습기에 매우 약하다. 꿀에 섞어 두었다가 먹으면 가장 좋겠지만, 그렇지 못할 때에는 화분이 든 용기 뚜껑을 잘 잠가두어야 한다. 잘못 보관하면 해충이 번식할 수도 있다. 특히 고온 다습한 여름에는 변질되지 않도록 신경을 쓴다. 뚜껑을 열었을 때 악취가 풍기면 변질된 것이니 먹지 말아야 한다.

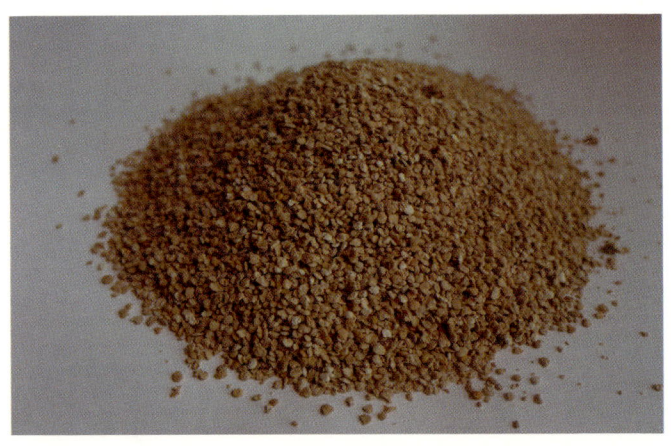

재미있는 사실이 하나 있다. 변질된 화분을 먹으면 화분 특

유의 효능은 볼 수 없겠지만 식중독에는 걸리지 않는다. 필자는 35년이라는 오랜 세월동안 화분을 먹어왔다. 화분을 먹기 전에는 오래된 음식을 먹으면 곧 설사를 하거나 배탈이 났다. 그러나 화분을 장복한 이후부터는 쉰 음식을 먹어도 아무런 이상이 없다. 화분에 있는 살균성분과 위장을 보호하는 기능 때문이라고 생각한다.

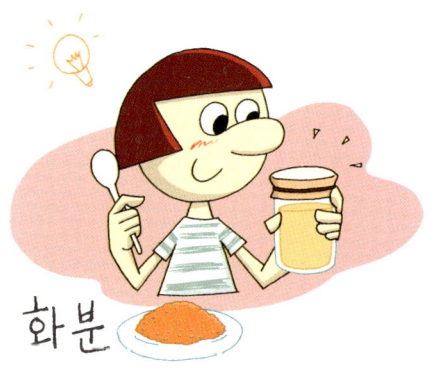

국내에서 생산되는 화분은 여러 가지 색상을 가지고 있다. 주된 색깔은 황갈색이나 옅은 황색이다. 유채화분이나 옥수수화분의 경우 맛이 조금 떨어지지만 그 외의 화분은 맛이 아주 좋다. 어린아이들은 과자라고 여기며 즐겨 먹을 정도이다. 누구나 쉽고 맛있게 먹을 수 있다. 아무리 몸에 좋은 식품이라도 기호

성이 떨어지면 먹기 힘든 법이다.

필자는 오랜 세월동안 화분을 연구하고 사람들에게 권해왔다. 화분학의 역사가 짧은 우리나라에서 화분을 연구하기란 쉬운 일이 아니었다. 앞선 연구자들의 연구결과가 없었으면 불가능한 일이다. 화분과 함께한 세월 동안 건강하게 생활하며 사람들의 삶의 질 향상에 도움을 주었다고 자부한다. 여러분 역시 화분과 더불어 활력 있는 인생을 살아가기를 바라며 이 책을 마무리하고자 한다.

THE PRESIDENT'S PAGE

It has been almost a month since our San Diego Convention. We had one of the best conventions ever. I appreciate the people of California who worked so hard to make this convention the success it was. Thanks to each one of you for a job well done.

I feel it is an honor to be your president for 1979. I appreciate your confidence in me by bestowing this honor on me. I will work at the job, and with each one of you helping, we should see things accomplished for the beekeeping industry. I enjoyed working this past year as vice-president with Bob Ray, our president. Bob has been a hard working president. In fact, so good that we still have him in a very important job as our National membership chairman. I predict our membership will continue to rise under his leadership.

We all hated to see Bob Banker retire as secretary-treasurer of our organization but we couldn't have a better replacement than Frank Robinson. We have worked together this past year and we have just returned from Washington for 4 days. He doesn't act like a new secretary but like one who has been on the job for a long time. Frank isn't a new-comer to the Federation as he has been working in the Federation for many years. He has held all the offices in the Federation except president and he would be our president now if he hadn't declined it to be our secretary-treasurer.

Thanks to JoAnne Weber for the terrific job as Honey Queen Chairperson. JoAnne has accepted this job again for this year so we are expecting another good year for our Honey Queen activities. We also want to thank David Weber and the rest of the Queen Committee for all the hard work they have done to make this program come alive.

Our Honey Show Chairman is Dave Miller of Salt Lake City, Utah, and Resolutions Chairman is our Vice-President, Binford Weaver.

I will appreciate any suggestions or information that you can contribute. I am sure the other committee chairmen will appreciate your suggestions. Let's all work together for a better organization.

G. C. Walker, Jr.

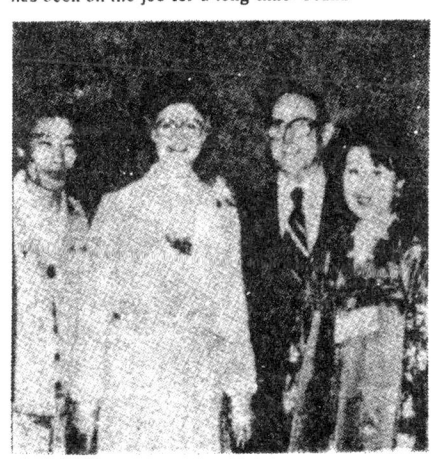
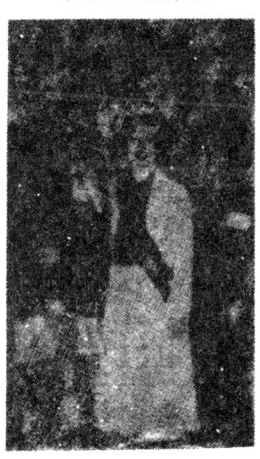

△ 미국 신문에 소개된 기사와 G.C Walker 미국 총연 합회 회장과 필자의 기념촬영.

韓国協会員一行が訪日
渡米途中立寄る

韓国養蜂協会員一行が、1月6日突然災害に立ち寄り、日蜂協事務局長と半日間懇談し、同日夜成田からアメリカに向って飛び立つ

たもので、(写真左から)業務部 間慶珠氏の鄭泰守氏、韓国養蜂協会総務課長らの朴恵子さん、一人は、協会の朴恵子さん、一人は日本で日本に学ぼうとする気持が高いようだ。

一行は救援期間ではあったが事務所の李相圭氏の、今後日蜂協との友好を希望する官朴栄秀氏、銀座界わいで折しも正月明けの十蘭日とあって静かだったせいか珍しく杜絶えてロ々揃えてその印象は濡つてくれた。

恐縮は言葉があまり通じないため明瞭ではないが、特徴数、採蜜、バッチを購った。

一行は、1月14日から20日までサンディエゴで開催された蜂統同盟学会へ招請されその年中立ち寄ったもので、日本多円成り、迎りやはともに日本多円成り、迎りやはひとめ驚くほどりものもち、引いて（写真）東京駅前で事務局長を囲んでの記念写真

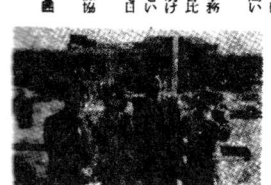

◁ 일본 신문에 소개된 기사와 동경 역전에서 촬영한 기념사진 (좌측이 필자).

▽ 국제세미나에 참석중 한국밀봉원의 봉밀을 시식하는 외국대표들(센디애고 셀라톤 호텔).

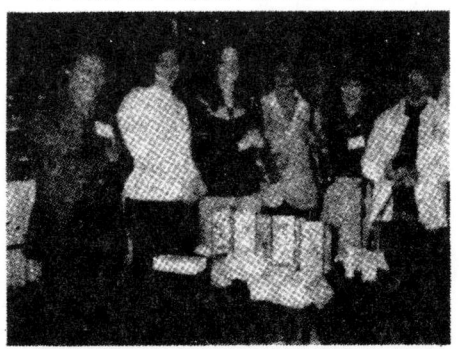

꿀벌지기

① 꿀벌이 우리에게 주는것

정 태 수 (한국밀봉원)

지구상에서 가장 맛있는것이 무엇일까? "퀴즈"에 붙여 봅시다. 100인이 100명 모두가 "꿀"이라고 할것이다. 그것은 꿀이란 우리 조상대대로 내려오는 귀한 식품임을 말해주는 것이고요.

모TV 연속극에 임신을 하자니 입술상실이다. 그렇게 까다롭던 남편이 목말을 타서 부인에게 주는 장면이 가끔 비쳐지는것이고요.

재나 있는 이들은 꿀벌을 우리에게 주는 젖이지만 주는 여왕님의 덕이다. 그에게 꿀벌은 신비의 보약꿀리를 덤으로 준다더니 말이 아니라는 表現일 는가는 꽃에서부터 오는 것이고요.

알카리性食品 산성체질 韓國人엔 필수적 영양소

인루선으로부터 소량으로 나오는 여왕님의 유봉에 주는 여왕님의 덕을 했다.

독특히 스메치산의 지방산灰 10하이 드록스 구마노酸, 各種 비타민類, 지방, 탄수화물등 等종의 구성분이 끝이 함部가 순한하지않다.

또 꿀은 소화기관全部가 완全 吸收하기 때문에 完全營養

백만인의 과학 TV프로에서 로얄제리에 對한 소개로 발해의 分野가 先進國 知性人들에게 끼친 波紋은 國民健康에 對한 知性人의 새삼스러운 人識을 또한 여겨지듯 그 나 다. 多元이라 아니할수

꿀은 알카리性 食品의 代表的인 것이고 그 이용도를 알게되어 요즘 꽃가루(花粉)의 世界的愛用이 늘어나고 있는 年 新記錄을 이루고 있다. 日本에는 「론트리・올덤피」를 服用케하여 心血을 기울이고 그때부터 거의가 로얄제리 韓國人에게 있어 필수 영양소 土壤의 산성화를 防止하는 비결적인 것이 우리도 산성체질의 中和로써 原氣旺盛한 산진대사 活動을 營爲할수있는 산진대사 活動을 영위할수있는 길을 얻으므로 건강한 生

보시기고 생명을 연장해 준 일이 있는 후 世界의 학자들의 人類研究目錄으로 되어 구준한 研究를 해서 人蘭엑스텔 파로틴 기록면에서 優秀함을 나타 냈다.

뮤, 비오프테린, 판토텐, 비타민B1, B3, B12… 花粉中에는 단백질, 蜂寶로 韓國日刊紙에도 많이 報道되었다. 花粉中에는 단백질, 수아미노酸, 各種 비타민類, 지방, 탄수화물등 各種 영양소가 끝이 함량되어있다.

또한 蜂類의 多種採取로 花의 開發도 別問別로 시도해 원활한 산진대사 활동을 영위하기 때문에 꿀벌이 우리에게 주는 것은 삶을 차지 하는것이다.

△ 일간지에 연재된 필자의 원고

꿀벌치기

토종과 양봉과의 관계 ⑤

정태수 (한국밀원양)

△ 일간지에 연재된 필자의 원고

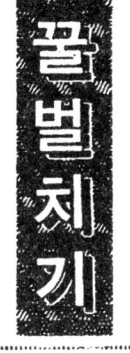

꿀벌치기 ④

꽃가루받아 따기

정태수 (한국양봉원)

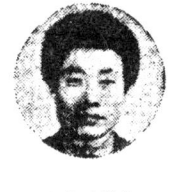

△ 일간지에 연재된 필자의 원고

신(神)들의 음식 꿀벌화분

1판 1쇄_ 2013년 9월 5일

지은이_ 정태수
발행인_ 윤예제
발행처_ (주)건강신문사

등록번호_ 제8-00181호
주소_ 서울 은평구 응암동 578-72번지
전화_ 02-305-6077(대표)
팩스_ 02-305-1436

값_ 10,000원
ISBN 978-89-6267-061-5   03510

* 잘못된 책은 바꾸어 드립니다.
* 이 책에 대한 판권과 모든 저작권은 (주)건강신문사에 있습니다.
  허가없는 무단인용 및 복제, 복사, 인터넷 게재를 금합니다.